ÉTUDE HISTO-BACTÉRIOLOGIQUE

D'UN CAS DE

RHUMATISME ARTICULAIRE AIGU

TERMINÉ PAR MORT SUBITE

PAR

Le Docteur Joseph DEBERTRAND

DE LA FACULTÉ DE MÉDECINE DE PARIS
ANCIEN INTERNE DES HOPITAUX DE PARIS
ET DE LA MATERNITÉ (PORT-ROYAL)

PARIS

VIGOT FRÈRES, ÉDITEURS

23, PLACE DE L'ÉCOLE-DE-MÉDECINE, 23

1911

ÉTUDE HISTO-BACTÉRIOLOGIQUE

D'UN CAS DE

RHUMATISME ARTICULAIRE AIGU

TERMINÉ PAR MORT SUBITE

DU MÊME AUTEUR

Bubon rhumatismal (en collaboration avec M. le Dʳ Thiroloix). *Soc. médicale des hôpitaux*, février 1909.

Histo-bactériologie d'un cas de rhumatisme articulaire
aigu (en collaboration avec M. le Dʳ Thiroloix). *Soc. méd.
des hôpitaux,* mai 1909.

**Perforation traumatique de l'intestin grêle. Laparotomie.
Guérison** (en collaboration avec M. le Dʳ Le Moine). *Progrès médical*, juin 1910.

Septicémie prolongée, d'origine dentaire (en collaboration
avec M. le Dʳ Paul Sainton). *Soc. méd. des hôpitaux*, février 1911.

ÉTUDE HISTO-BACTÉRIOLOGIQUE

D'UN CAS DE

RHUMATISME ARTICULAIRE AIGU

TERMINÉ PAR MORT SUBITE

PAR

Le Docteur Joseph DEBERTRAND

DE LA FACULTÉ DE MÉDECINE DE PARIS

ANCIEN INTERNE DES HOPITAUX DE PARIS

ET DE LA MATERNITÉ (PORT-ROYAL)

PARIS

VIGOT FRÈRES, ÉDITEURS

23, PLACE DE L'ÉCOLE-DE-MÉDECINE, 23

1911

A MES PARENTS

A MES AMIS

Stage (1902)

M. le Professeur agrégé RÉNON

Externat (1903-1904)

M. le Professeur ALBARRAN
M. le Professeur agrégé MACAIGNE
M. le Docteur QUEYRAT

(1904-1905)

M. le Professeur RECLUS
M. le Professeur DELBET

(1905-1906)

M. le Professeur agrégé VAQUEZ

Internat provisoire (1906-1907)

M. le Docteur MILIAN
M. le Docteur FÉLIZET (*in memoriam*)
M. le Docteur SÉGLAS

Pendant que nous avions l'honneur d'être l'interne de M. le professeur agrégé Thiroloix dans son service de l'hôpital de la Pitié, nous avons observé un cas de rhumatisme articulaire aigu terminé par une mort subite en pleine période fébrile.

Les constatations microbiologiques faites pendant la vie du malade, les facilités d'une autopsie quasi-idéale, l'inoculation positive au singe de certains produits de ce rhumatisant nous ont incité à étudier minutieusement ce cas. C'est l'exposé de ces recherches — surtout histo-bactériologiques — que nous allons relater.

Si nous avons pu mener à bien ce travail, si nous ne nous sommes pas rebuté à faire et à étudier des coupes dans lesquelles, par périodes, toute constatation positive refusait à se montrer, c'est grâce à la bienveillance et aux encouragements de notre maître. Il nous a fait profiter pendant des mois, hélas ! trop courts, des trésors de sa lumineuse intelligence. Qu'il accepte notre respectueuse reconnaissance ! Nous avons essayé de la lui prouver en travaillant du mieux que nous avons pu à l'étude de ce problème bactériologique du rhumatisme articulaire aigu auquel il est si passionnément attaché et dont il est si difficile d'arracher le secret.

Nous nous en voudrions de ne pas exprimer ici à M. le Dr Michaux nos sentiments d'affectueuse reconnaissance. Dès notre arrivée à Paris, il nous a prodigué sa bienveillance connue et il nous a guidé de ses conseils. Il nous a fait l'honneur de nous accepter comme interne et il nous eût fait aimer et servir la chirurgie, si cet art avait eu pour nous un gros attrait.

Observation (1).

Big..., âgé de 19 ans, garçon d'hôtel, entre le **23** janvier 1909, salle Monneret, lit n° 36, à l'hôpital de la Pitié ; il avait réclamé son admission parce que depuis cinq jours il ressentait des douleurs vives dans plusieurs articulations.

La maladie avait débuté, le 19 janvier 1909, par des sensations pénibles dans la plante des pieds, mais ces sensations n'avaient point obligé B... à cesser son travail.

Deux jours après, les douleurs gagnent les cous-de-pied et forcent B... à s'aliter. Dans la nuit, la fièvre se montre et s'accompagne d'une insomnie complète. Un médecin institue un traitement par le salicylate de soude (6 grammes par vingt-quatre heures).

Le cinquième jour, malgré cette médication salicylée, les membres supérieurs sont frappés et les articulations phalangiennes, métacarpo-phalangiennes et radio-carpiennes sont prises. Dans la soirée, le malade se plaint d'une gêne assez prononcée de la déglutition.

1. Cette observation a été publiée à la *Société médicale des hôpitaux*, séance du **28** mai 1909.

L'apparition de cette douleur pharyngée, aux dires du malade, a nettement suivi les arthropathies.

Big... est un garçon de haute taille (1 m. 77), bien musclé, sans graisse (68 kgr.), très pâle. Il n'a jamais eu ni blennorragie, ni syphilis, ni chorée, ni attaque de rhumatisme articulaire. A 3 ans, il a eu la coqueluche; à 10 ans, la rougeole. Il a toujours eu une santé parfaite; parfois, l'hiver, il avait une rhino-pharyngo-trachéite légère et passagère, sous l'influence du froid qu'il redoutait beaucoup. Nulle trace de bacillose (adénopathies, pleurite, etc.) dans son passé.

Ses antécédents héréditaires sont parfaits : ses père, mère, frères et sœurs sont en excellente santé.

Lors du premier examen (23 janvier matin), voici ce que l'on constate : La température est à 38°4. Les urines sont albumineuses et renferment des composés salicylés.

Les articulations médio-tarsiennes, tibio-tarsiennes et des genoux sont intéressées (rougeur et gonflement légers, douleurs vives). La hanche droite est prise et le malade ne peut fléchir la cuisse sur le bassin. Toute la colonne vertébrale est le siège de douleurs assez accusées pour empêcher la position assise. Les doigts et les poignets sont le siège des mêmes désordres.

L'examen du cœur est riche en constatations : la main perçoit un frottement superficiel dans la région préventriculaire, et l'oreille, un assourdissement du premier bruit et un souffle diastolique au second temps, souffle se propageant le long du bord droit du sternum vers la pointe du cœur. Le pouls (108 pulsations à la minute) est régulier, mais mou. La tension artérielle, prise au niveau de l'artère radiale droite avec le sphygmomanomètre de Potain indique le chiffre 13.

L'auscultation des poumons décèle une légère diminution du murmure vésiculaire, coexistant avec un peu de submatité, à la base du poumon droit. Le reste du parenchyme pulmo-naire semble normal. Ni toux, ni *expectoration* (le malade ne crachait jamais). Sueurs profuses, à odeur spéciale.

La gorge est plutôt pâle ; le malade se plaint d'une douleur très vive au niveau du lobe droit du corps thyroïde. Les deux lobes thyroïdiens semblent tuméfiés.

En résumé, nous sommes en face d'une attaque sévère de rhumatisme articulaire aigu, puisque la maladie, quoique seulement parvenue au cinquième jour de son évolution, a frappé les articulations, le péricarde, l'endocarde, la plèvre droite, les reins et le corps thyroïde.

Le *23 janvier* au soir, la température est de 38°9. Je fais une cuti-réaction en me servant de la tuberculine Mantoux ; et, bien que le malade ait déjà été traité en ville par 6 grammes de salicylate de soude, j'essaie de mettre ses urines en culture, dans un ballon de lait-lanoline. Je ne puis obtenir que quelques gouttes d'urine, et l'uro-culture fut négative (1).

24 et 25 janvier. — La symptomatologie ne varie guère. Toutes les arthropathies sont moins douloureuses et le malade peut faire des mouvements dans son lit. La température

---

1. Dans le service de notre maître, M. le professeur agrégé Thiroloix, nous avons pratiqué dix fois la mise en culture des urines de rhumatisants. Une seule fois, nous avons obtenu un résultat positif. Il s'agissait d'un jeune homme de 18 ans, atteint de polyarthrite aiguë fébrile généralisée. Ses urines furent ense_mencées dans trois ballons lait-lanoline, avec les précautions aseptiques habituelles. Un de ces trois ballons poussa en bacille d'Achalme-Thiroloix (variété rhumatismale).

oscille autour de 39° matin et soir. Le malade, qui avait déjà saigné du nez chez lui, a une nouvelle épistaxis et sa muqueuse oculaire est très congestionnée. Cette rougeur tranche sur la pâleur du reste de la face.

Le malade se plaint d'oppression et de douleurs angoissantes le long du sternum et à l'épigastre (diagnostic : aortite aiguë).

Hémoculture : on ensemence 5 centimètres cubes de sang dans un tube de lait-lanoline et trois tubes d'eau, blanc d'œuf (deux lanoline, un sans lanoline). Donc hémoculture aérobie et anaérobie sur tubes cachetés de G. Rosenthal. L'ensemencement fut négatif; mais, notons-le en passant, la technique de cette hémoculture a laissé à désirer. Il aurait mieux valu se servir de ballons de lait-lanoline. C'est un fait aujourd'hui communément admis : pour réussir une hémoculture, ou mieux pour qu'une hémoculture ait plus de chances d'être positive, il faut diluer plusieurs centimètres cubes de sang (4 ou 5) dans un abondant milieu de culture (200 ou 250 centimètres cubes).

L'examen du sang retiré lors de l'ensemencement montre que le caillot sanguin se coagule tardivement, mais que cette coagulation est complète, en bloc. Sur lamelles, le réticulum fibrineux est très marqué avec filaments épais. Le sérum a une réaction alcaline. Les leucocytes sont au nombre de 18.000 (avec 82 °/₀ de polynucléaires).

La cuti-réaction est complètement négative; on en fait une deuxième le 25 janvier au soir.

26 janvier. — Dans la nuit, le malade a été pris de toux (pour la première fois) et a expectoré (il n'avait jamais craché auparavant) un mucus blanc, spumeux, taché de rose,

filant, visqueux comme de la gomme (200 grammes environ). La congestion hémorragique de la muqueuse nasale et oculaire (larmes et écoulement nasal, aqueux, sans pus) semble s'être étendue à la muqueuse trachéo-bronchique, car l'auscultation ne laisse percevoir aucun râle dans le parenchyme pulmonaire. (Nous n'en percevrons jamais dans le cours de la maladie).

Diagnostic. — Trachéo-bronchite œdémateuse ou bronchorrhée simulant l'œdème aigu que l'absence de signes pulmonaires nous fait éliminer.

Les altérations péricardo-endo-cardiaques n'ont subi aucune modification et expliquent l'oppression angoissante dont se plaint le malade (30 respirations par minute). Albuminurie légère. Apparition de nouvelles arthropathies (épaules et genoux).

Température : 38°4 le matin, 39° le soir.

27, 28 et 29 janvier. — La température ne varie pas et oscille toujours autour de 39°. Le malade a le teint plombé, se plaint d'angoisse précordiale, de dyspnée. L'albuminurie et l'expectoration muqueuse persistent. Mise dans un verre et laissée au repos, cette expectoration se divise en deux couches, l'une profonde, visqueuse ; l'autre, spumeuse, sans crachats suppurés.

Le 29 janvier au matin, la main perçoit dans toute la région sternale et principalement sur les bords du sternum des frottements secs, râpeux, très forts, que provoquent les mouvements des bords antérieurs pulmonaires.

Ces frottements s'accusent dans les respirations profondes et cessent dans l'apnée.

Le malade accuse dans ces régions sternales et latéro-sternales des douleurs vives ; il se plaint de plus de douleurs dans les mâchoires, le cou et pendant la déglutition (diagnostic : médiastino-péricardite avec envahissement des culs-de-sac pleuro-pulmonaires antérieurs). La base pulmonaire droite est obscure.

La deuxième cuti-réaction, comme la première, a été complètement négative.

30 janvier. — Les gros frottements pleuraux antérieurs ont gagné en étendue : on les perçoit nettement en dedans du mamelon droit. Température : 39°. L'expectoration est encore muqueuse ; l'examen lamellaire du mucus montre sa richesse en gros bacilles gardant le Gram. Culture : bacille d'Achalme-Thiroloix.

31 janvier. — On ponctionne la plèvre droite ; on obtient 100 centimètres cubes d'un liquide jaune citrin, liquide coagulable, et l'examen cytologique y montre des mononucléés, des polynucléés et des placards endothéliaux. La culture aérobie et anaérobie de ce liquide est négative.

Nouvelle hémoculture aérobie et anaérobie négative. (On s'était cependant servi cette fois de ballons de lait-lanoline.)

Troisième cuti-réaction qui fut négative encore.

2 février. — L'albuminurie persiste. Nouvelle épistaxis abondante ; toux et expectoration de 400 grammes environ d'un liquide glaireux, teinté de rose. Aucun râle dans tout le thorax.

Le frottement péricardique est tellement accusé qu'il empêche la perception de l'insuffisance des orifices mitral et aortique. L'angoisse épigastrique persiste. Les frottements pleuraux antérieurs, stationnaires à droite, se sont étendus à gauche. Le malade a eu deux selles diarrhéiques.

Le traitement institué dès le début (salicylate de soude,

enveloppement salicylé des articulations douloureuses, lait et vin cordial) est continué.

Le 4 février au matin, après lotion de la bouche et de la gorge, avec de l'eau stérilisée, nous faisons tousser à plusieurs reprises le malade. Après expulsion de nombreux crachats formés de mucus et de débris spumeux ou de mucus sanguinolents, nous en recueillons un dans une cuvette flambée. Ce crachat est délayé dans un peu d'eau salée stérilisée, et on en injecte quelques gouttes dans la cavité pleurale gauche d'un jeune singe cynocéphale. Quatre jours après, ce singe présente une arthropathie du coude droit (tuméfaction œdémateuse, chaleur, douleur). Nous en reparlerons au chapitre : Partie expérimentale.

5 février. — Le frottement péricardique s'atténue ; les deux souffles mitral et aortique sont nettement perçus. Pouls de Corrigan : le tracé du pouls est celui d'une insuffisance aortique-type. L'expectoration muco-sanguinolente persiste, et l'examen lamellaire des crachats y montre, à côté de quelques rares cocci, un grand nombre de bâtonnets prenant le Gram.

Les gros frottements pleuro-pulmonaires antérieurs s'atténuent. La marche progressive, puis régressive, de la pleurite sèche antérieure est considérable. Ainsi, tous les organes du médiastin antérieur : cœur, péricarde, culs-de-sac antérieurs pleuro-pulmonaires, sont intéressés : il y a médiastino-péricardite aiguë.

La submatité et le silence respiratoire de la base pulmonaire droite persistent. Température : 38°9.

8 février. — Nombreuses selles diarrhéiques (jusqu'ici le malade avait été plutôt constipé). Épistaxis. Expectoration de mucus bronchique.

Debertrand

2

12 février. — Atténuation considérable des frottements péricardiques et pleuraux antérieurs. L'auscultation pulmonaire ne décèle aucun bruit anormal et pourtant le malade continue à expectorer avec abondance un mucus gommeux, rosé, sans traces de pus, qui rappelle par son aspect l'expectoration de l'œdème aigu du poumon, mais en diffère par son caractère épais, filant, glaireux. La ponction pleurale droite permet de retirer 60 centimètres cubes d'un liquide *sanguinolent* qu'on distribue dans des tubes de culture (la culture fut négative). Diarrhée verte abondante et fétide. Température 38°8.

Quatrième cuti-réaction avec résultat négatif.

15 février. — Réapparition des arthropathies (épaules et coudes) Température : 38°9 le matin, 39°2 le soir. Pouls : 100. Albuminurie marquée.

17 février. — Disparition de la diarrhée. L'expectoration muqueuse est réduite à quelques crachats. Persistance des signes de symphyse péricardique et d'endocardite mitrale et aortique. La dyspnée et l'angoisse épigastrique n'ont pas varié. La température, malgré les antithermiques (pyramidon, quinine, aspirine, salicylate de soude, salicylate de méthyle) ne varie pas et se maintient invariablement autour de 39°.

19 février. — Cinquième cuti-réaction ; comme ses quatre devancières, elle donne un résultat négatif.

22 février. — La toux et l'expectoration muco-spumeuse sont réapparues. Douleurs articulaires légères (jambes, coudes et genoux).

1er mars. — Le murmure vésiculaire est nettement perceptible à la base droite. Albuminurie. L'expectoration a toujours les mêmes caractères et elle est abondante.

2 mars. — A 4 heures du soir, sans la venue d'aucun phé-

nomène morbide nouveau, le malade meurt, dans une syncope. Température : 39°2. Le rhumatisme évoluait depuis quarante jours.

En résumé, notre malade, au cours de son affection, a présenté les phénomènes suivants : polyarthrite aiguë généralisée avec fièvre élevée, oscillant autour de 39°, et avec albuminurie ; manifestations cardiaques (endocardite mitrale et aortique, péricardite adhésive avec aréoles séro-hémorragiques) ; localisations pleurales et trachéo-bronchiques (pleurite exsudative droite légère, expectoration muco-albumineuse très abondante) ; médiastinite.

C'est bien là l'observation d'un sujet atteint de rhumatisme articulaire aigu grave. Les conditions d'apparition de la maladie, les caractères des fluxions articulaires, surtout les manifestations cardiaques : tout cet ensemble forme incontestablement le tableau clinique d'une maladie de Bouillaud sévère, d'un de ces rhumatismes violents et généralisés.

Nous ne croyons pas qu'il soit possible de mettre sur ce cas l'étiquette de pseudo-rhumatisme infectieux. Ce n'était pas un rhumatisme articulaire tuberculeux ; à cinq reprises différentes, la cuti-réaction avait été négative, et rien dans les antécédents ou dans l'examen du malade ne pouvait faire penser à la tuberculose ; ce n'était pas non plus un pseudo-rhumatisme infectieux : les caractères évolutifs des arthrites et les lésions constatées à l'autopsie faisaient écarter ce diagnostic. Sans doute, le rhumatisme avait résisté au salicylate de soude et aux autres médicaments ; mais l'inefficacité du salicylate n'est pas un fait rare dans les rhumatismes graves, et l'on n'est plus au temps où, devant l'échec de la médication salicylée, l'observateur devait se méfier de la nature du rhumatisme qu'il traitait et rechercher s'il ne s'agissait pas de pseudo-rhumatisme d'infection. Encore une fois, de par la clinique et de par l'anatomie pathologique, notre malade avait bien un rhumatisme articulaire aigu.

On va nous objecter, il est vrai, que ce rhumatisme était compliqué. Oui, et à ce sujet nous allons nous expliquer longuement. Pour certains auteurs, MM. Triboulet et Coyon, il y aurait deux variétés de rhumatisme articulaire aigu : le rhumatisme aigu infectieux simple, microbien ou amicrobien, presque toujours amicrobien ; le rhumatisme aigu infectieux infecté, microbien ou amicrobien, plus souvent microbien. Autrement dit, les symptômes fondamentaux, mais seuls nécessaires et suffisants, du rhumatisme articulaire aigu, sont la manifestation articulaire et la fièvre ; le rhumatisme aigu se résume dans ces deux mots : polyarthrite fébrile. Tout phénomène surajouté au syndrome arthro-fébrile est une complication ; cette complication peut être d'essence rhumatismale ; on l'ignore absolument. Ce qui est certain, c'est que cette complication est une infection secondaire, c'est que de l'étude de cette complication on ne peut tirer rien de profitable pour l'étude du problème du rhumatisme articulaire aigu.

On voit tout de suite combien cette théorie est grosse de conséquences. Si on l'adopte, les constatations bactériologiques que nous avons faites au niveau des organes thoraciques ne sont que les témoins d'une infection secondaire, et nous ne pouvons les utiliser pour l'étude du problème bactériologique du rhumatisme articulaire aigu.

Mais cette division si tranchée, correspond-elle aux données de la clinique et de l'anatomie pathologique, aux faits bactériologiques et expérimentaux ? Nous ne le croyons pas.

Bien avant la dissociation du rhumatisme en rhumatisme articulaire aigu franc et pseudo-rhumatisme d'infection, les auteurs avaient admis que les manifestations cardiaques faisaient partie intégrante de la maladie presque au même titre que les arthrites et que la fièvre. L'essence du rhumatisme ne résidait pas dans le syndrome arthro-fébrile, mais bien dans le syndrome arthro-cardiaque. « Bouillaud, dit M. le professeur Widal dans son article du *Nouveau Traité de Médecine et de Thérapeutique*, dans la première proposition de la célèbre loi de coïncidence, montra que pour différencier la polyarthrite aiguë fébrile, il ne fallait plus seulement s'appuyer sur l'étiologie *a frigore*, sur la mobilité et la multiplicité des fluxions articulaires, mais avant tout sur la lésion cardiaque. » Pour Pidoux, l'affection cardiaque était aussi essentielle à la maladie que les arthrites elles-mêmes. Besnier croit à l'atteinte nécessaire du cœur, atténuée ou forte.

Le rhumatisme arthro-cardiaque, le rhumatisme viscéral d'emblée est le seul vrai rhumatisme, disait le professeur Jaccoud.

Et encore aujourd'hui nombreux sont les médecins qui font de la cardite et des arthrites les symptômes fondamentaux du rhumatisme articulaire aigu franc.

A cela on objecte que ces suppositions sont toutes gratuites, qu'il y a des rhumatismes intenses et hyper-pyrétiques ne s'accompagnant pas de lésions cardiaques, que le rhumatisme n'a aucune signature anatomo-pathologique, et dès lors qu'on ne peut dire que l'endocardite, pour ne parler que de la complication la plus fréquente, soit d'essence rhumatismale ; comme corollaire, le syndrome arthro-fébrile est la seule base sur laquelle on doive établir le rhumatisme.

Nous demanderons à notre tour sur quoi faut-il se fonder pour affirmer que le cœur est ou n'est pas touché ? Faut-il ne considérer comme lésions cardiaques que les endocardites aboutissant à des insuffisances valvulaires et les endocardites constatées cliniquement pendant plusieurs jours et rétrocédant pour évoluer vers la guérison ? Devra-t-on exclure les bruits anormaux, les souffles, les modifications observées chez le rhumatisant ? Où est le critérium de l'atteinte du cœur ? Actuellement, en raison de l'imperfection de nos moyens d'investigation, nous considérons le rhumatisme comme une maladie qui « lèche les jointures et mord le cœur ». Pourquoi ne se comporterait-il dans certains cas à l'égard du cœur comme il le fait à l'égard des jointures ? Ces atteintes frustes doivent exister, et peut-être les modifications si fugaces entendues au niveau du cœur du rhumatisant sont les témoins et l'expression de ces atteintes du cœur.

De plus, dans certains cas la manifestation cardiaque précède ou résume presque toute la maladie. Chez quelques très rares rhumatisants, le cœur est pris avant les articulations ; c'est la complication qui ouvre la scène, qui favorise l'entrée du virus rhumatismal. N'est-il pas plus raisonnable de dire que l'agent pathogène a porté ses coups d'abord sur le cœur, puis sur les jointures? Quand le gonocoque ou le streptocoque se portent sur les articulations et sur le cœur, on dit : arthrites à gonocoques ou à streptocoques, endocardite à gonocoques ou à streptocoques. Pourquoi ne pas en dire autant en parlant du rhumatisme ?

Chez l'enfant, la lésion cardiaque, mais souvent c'est presque tout le rhumatisme. L'enfant continue à jouer, n'ayant que de vagues douleurs articulaires, un petit mouvement fébrile ; on ne peut pas, tant le syndrome arthro-fébrile est léger, qualifier ces phénomènes du nom de rhumatisme articulaire aigu. Néanmoins, pendant ce temps, le virus rhumatismal a touché le cœur d'une façon irréparable.

A tel point que la deuxième loi de coïncidence de Bouillaud, qui englobait beaucoup de pseudo-rhumatismes infectieux, a dû être élargie en ce qui concerne le rhumatisme infantile.

Enfin, faire du syndrome arthro-fébrile le substratum clinique du rhumatisme articulaire aigu, c'est enlever à ce rhumatisme son individualité. Rien n'est plus banal que l'association-manifestation articulaire et fièvre. Toutes les maladies infectieuses, pour rappeler l'aphorisme, resté inattaquable, de M. le professeur Bouchard, peuvent se compliquer de lésions des jointures et de fièvre. Des substances toxiques ou médicamenteuses sont capables des mêmes effets. Alors, comment distinguer la maladie de Bouillaud ? Il faut la faire rentrer dans le cadre des pseudo-rhumatismes d'infection. Mais, même dans cette hypothèse, le rhumatisme articulaire aigu, quoique n'étant que le premier des pseudo-rhumatismes d'infection, s'en distingue et en a été distingué nettement. C'est par son élection à frapper le cœur, plus que par l'allure si variable de ses arthrites, qu'il se sépare de toutes les autres infections arthro-fébriles.

Donc, malgré l'absence d'un signe pathognomonique, le rhumatisme articulaire aigu est une entité morbide non divisible, « une maladie générale portant ses coups sur les tissus fibro-séreux », et la clinique ne saurait admettre la différence de nature qu'on a voulu établir entre la manifestation articulaire et la lésion du cœur.

De même, il n'existe pas de lésion histologique spécifique du rhumatisme articulaire aigu. Ce caractère négatif ne justifie pas cependant la division en rhumatisme simple et rhumatisme compliqué. Macroscopiquement, les altérations de l'endocarde atteint par le virus rhumatismal ont quelque chose de particulier qui permet de les distinguer d'avec les endocardites des pseudo-rhumatismes d'infection. Bien plus ; quand, par exception, le germe de la maladie de Bouillaud frappe plus durement le cœur, cette endocardite végétante peut être distinguée des endocardites végétantes malignes des pseudo-rhumatismes infectieux ; toujours on trouve cet œdème valvulaire séreux sous-endothélial, signature de l'endocardite du rhumatisme articulaire aigu. Il en est de même pour les autres complications ; là où frappe le virus rhumatismal, on trouve « un œdème parenchymateux énorme avec épanchement séreux ou sanguinolent dans la séreuse qui enveloppe le parenchyme ». Telle est l'empreinte anatomo-pathologique de la maladie de Bouillaud, celle qui s'observe partout et toujours.

La bactériologie vient infirmer à son tour la théorie de MM. Triboulet et Coyon. Adopter les idées de ces auteurs, c'est n'accepter comme probantes que les constatations faites chez des rhumatisants indemnes de toute lésion viscérale. Les renseignements que pourront nous donner de tels malades seront puisés à quatre sources différentes : l'étude du sang ; l'étude des liquides articulaires ; l'étude de l'urine ; l'étude des extrémités articulaires.

Le liquide articulaire est pauvre de renseignements. Jusqu'ici tous les auteurs, sauf Cole et Meyer (F.), étaient tombés d'accord pour dire que le liquide d'une articulation de rhumatisant était stérile ; et certains, faisant un argument de cette stérilité, concluaient à la nature toxique des arthrites rhumatismales. Dans un travail tout récent, M. le professeur Chantemesse déclare avoir retiré constamment du liquide articulaire, de onze rhumatisants, un diplocoque qui s'y trouvait à l'état de pureté et qui était analogue à celui décrit par MM. Triboulet et Coyon. Ces résultats sont tellement surprenants dans leur constance et s'opposent si formellement aux données des auteurs qu'avant de leur attribuer la valeur décisive qu'ils méritent, nous demandons une confirmation. Ils seraient au reste la condamnation irréfutable de la théorie du rhumatisme simple et du rhumatisme infecté.

On ne peut pas non plus fonder de grands espoirs sur l'uroculture. Hormis la statistique de Singer, où l'on voit le staphylocoque paraître dans l'urine avec le rhumatisme qui débute, augmenter ou diminuer de nombre suivant les progrès ou les rémissions de la maladie, obéir au rhumatisme avec une discipline tout à fait remarquable pour un microbe, personne n'a pu tirer un renseignement utile de l'examen et de la mise en culture des urines de malades atteints de rhumatisme articulaire aigu.

Nous ne parlerons pas de l'étude des extrémités articulaires ; on ne meurt pas de polyarthrite aiguë fébrile ; c'est la complication qui emporte le malade. Dès lors cette source de renseignements est illusoire.

Reste l'étude du sang. Les données fournies par elles sont assez nombreuses, encore que l'hémoculture dans les cas simples soit très rarement positive. Ces données nous paraissent avoir une valeur de premier ordre, mais à une condition : lorsque l'ensemencement du sang, pratiqué avec une technique impeccable, a montré la présence d'un microorganisme, il faut admettre qu'en l'espèce ce microbe est pathogène, il ne faut pas accuser de souillure l'ensemencement. Ce reproche a été si souvent adressé qu'il méritait d'être relevé. Dans le rhumatisme simple, le sang peut contenir quatre variétés de microbes : le staphylocoque, le streptocoque, le diplocoque, le bacille d'Achalme-Thiroloix. Les deux premiers n'entrent plus en ligne de compte parce qu'on les considère communément comme des agents d'infection secondaire : leur tendance à la suppuration les éloigne vraiment trop de la nature du rhumatisme articulaire.

Le diplocoque de MM. Triboulet et Coyon a été trouvé par beaucoup d'auteurs, notamment MM. Oppenheim et Lippmann, le professeur Chantemesse et surtout en Angleterre, en Allemagne et en Italie.

La bacille d'Achalme-Thiroloix a été signalé par Savchenko, Melkich, Thiroloix et Rosenthal, Rosenthal et Marcorelles, dans des polyarthrites aiguës fébriles souvent très bénignes.

Les conclusions qui se dégagent de ces résultats sont les suivantes : ou le diplocoque et le bacille d'Achalme-Thiroloix trouvés dans le sang de certains rhumatismes infectieux simples sont des agents d'infection secondaire (et dès lors sur quoi se baser pour reconnaître un rhumatisme simple ?) ; ou bien ces mêmes microbes sont les agents pathogènes de ces rhumatismes infectieux simples ; et comme on les trouve dans les lésions dites complications, ils ne peuvent y être qu'au titre d'agents pathogènes également. Dans l'un et l'autre cas, la théorie de la division du rhumatisme est en défaut.

Oserons-nous dire que cette théorie enlève beaucoup de son attrait au problème bactériologique de la maladie de Bouillaud ? Si l'agent inconnu du rhumatisme peut seulement produire la manifestation articulaire et

la fièvre, à quoi bon s'acharner à le découvrir ? Les arthrites et la fièvre ne sont presque rien dans l'histoire
du malade ; ce qui nous préoccupe, c'est le respect ou
l'atteinte du cœur. Tous les efforts doivent lutter contre qui fait la complication cardiaque. On peut avancer,
il est vrai, que le virus rhumatismal ouvre la porte à
l'agent de l'endocardite, comme le virus scarlatin pré-
pare les voies au streptocoque. Le rapprochement est
inexact : avec le streptocoque on n'a jamais reproduit
la scarlatine ; avec les agents d'infection soi-disant secondaires du rhumatisme, on a reproduit tout ou plus
souvent partie essentielle de la maladie de Bouillaud.

Divers auteurs, notamment en Allemagne, injectant
à des animaux (lapins surtout) des cultures de diplocoques ont obtenu des manifestations articulaires et de la
fièvre (syndrome arthro-fébrile), de l'endocardite, de la
péricardite ; à l'autopsie les lésions ressemblaient absolument aux constatations faites chez l'homme. MM. Triboulet et Coyon ont pu déterminer une endocardite mitrale aiguë chez le lapin. Notre excellent maître, M. Thiroloix, a pu provoquer l'endocardite et les manifestations
articulaires chez le lapin, une polyarthrite aiguë fébrile
chez le porc après inoculation de cultures de bacilles
d'Achalme-Thiroloix. Nous-même, avec le même microbe injecté dans la plèvre d'un singe, avons vu paraître une arthrite du coude droit.

L'expérimentation nous montre nettement que les
agents dits infectieux secondaires peuvent produire,
isolément ou simultanément, le syndrome arthro-fébrile
ou des manifestations viscérales. Disons toutefois que

le tableau complet de la maladie de Bouillaud n'a été reproduit expérimentalement qu'un petit nombre de fois, et encore ces faits ne méritent pas une confiance absolue. Predtechensky en 1901 a donné aux cobayes par inoculation d'un microcoque différent du diplocoque classique de la fièvre, de la tuméfaction articulaire, puis une endocardite typique. Meyer (Fr.) en 1902 a trouvé chez de nombreux rhumatisants un streptocoque dont l'inoculation aux animaux s'est accompagnée de manifestations articulaires et d'endocardite rappelant les lésions humaines. Ainley Walker en 1903 inoculant le diplocoque aux lapins produit le syndrome rhumatismal avec ses complications, mais certaines passent à la suppuration, expériences dès lors suspectes. Shaw reproduit, par injection intra-veineuse de diplocoque chez le singe, une arthrite fugace, avec endocardite et péricardite.

Quoi qu'il en soit, l'expérimentation nous apprend que le même microbe peut donner un rhumatisme infectieux simple ou un rhumatisme infectieux infecté et corrobore ainsi les données de l'hémoculture.

Il est donc bien vrai que le syndrome arthro-fébrile est insuffisant pour individualiser le rhumatisme articulaire aigu, que la caractéristique de la maladie de Bouillaud, c'est le rhumatisme arthro-cardiaque, que les complications viscérales, surtout cardiaques, peuvent servir à l'étude du problème bactériologique du rhumatisme, et qu'on n'a pas le droit de déclarer d'infection secondaire les agents que l'on rencontre dans l'endocarde ou le péricarde, bien entendu s'il est

prouvé que ces agents microbiens sont bien les générateurs des lésions et non les témoins d'une infection
exogène.

ÉTUDE HISTO-BACTÉRIOLOGIQUE

La cage thoracique ouverte, on constate que la surface externe du péricarde est irrégulière, parsemée de
taches blanchâtres et d'ecchymoses et qu'elle a contracté
des adhérences lâches avec la face interne du sternum,
les côtes, les bords antérieurs pleuro-pulmonaires.
Après ablation en bloc de tous les organes du médiastin, on voit autour du pédicule trachéo-bronchique le
long de l'œsophage, un tissu cellulaire épaissi ; imbibé
de sérosité sanguinolente. Les traînées sanguinolentes
sont surtout marquées sur le trajet des pneumogastri-
ques. La cellulite séro-hémorrhagique médiastinale est
totale et très développée.

Cœur. — Le cœur forme une masse volumineuse
et pèse avec ses enveloppes 950 grammes. La face
externe du feuillet pariétal du péricarde apparaît irrégulière, hérissée de villosités ; elle est blanchâtre
par places, recouverte de pelotons graisseux et cons-
tellée de foyers hémorragiques. Ce feuillet pariétal est
épaissi, scléreux. La surface interne de ce même feuillet pariétal est soudée au feuillet viscéral ; la symphyse

est totale. Mais cette symphyse a des caractères parti-
culiers : c'est une symphyse gélatiniforme jeune, formée par des membranes molles, entre-croisées en tous
sens, qui donnent naissance à une multitude d'aréoles.
Une faible traction sépare les deux feuillets et met à
nu ces aréoles remplies là d'un liquide clair, transparent comme de l'eau de rocher, là d'une sérosité
séro-sanguinolente. Les deux feuillets péricardiques
ainsi séparés sont irréguliers, velvétiques et offrent une
multitude de foyers hémorragiques. Sur les surfaces
de coupe, le feuillet viscéral apparaît épaissi (6 à 8 millimètres), irrégulier, villeux, gris ou rouge par suite
de l'abondance des foyers sanguinolents. Sur les oreillettes, sur la portion intra-péricardique des artères
pulmonaire et aortique, la séreuse a subi les mêmes altérations d'épaississement, d'adhérences, de foyers séro-
sanguinolents. La surface externe de l'aorte intra-péricardique a pris par suite de la présence d'un foyer
hémorragique diffus la teinte carminée.

Les deux feuillets présentent une adhérence plus
marquée au niveau du ventricule gauche.

Le muscle cardiaque a sa teinte rouge-brun normale,
il est hypertrophié. La paroi ventriculaire gauche me-
sure trois centimètres. L'hypertrophie intéresse aussi
les piliers. L'endocarde pariétal des deux ventricules,
des oreillettes et des auricules n'offre aucune altération.
Il n'en est pas de même des appareils valvulaires qui
offrent des altérations classiques de l'endocardite rhumatismale. Ces altérations intéressent à la fois les valves
ves de la mitrale, de la tricuspide et les valvules sig-

moïdes aortiques, mais tandis qu'au niveau de chacun des appareils valvulaire mitral et aortique, les altérations sont totales et entourent complètement l'extrémité libre des rebords valvulaires, elles ne sont que partielles au niveau de la tricuspide et n'intéressent même que la valve gauche de cet orifice auriculo-ventriculaire.

Tous ces désordres qui n'intéressent qu'un territoire restreint sont localisés à la face auriculaire des valvules auriculo-ventriculaires, à la face cardiaque des valvules sigmoïdes aortiques.

Près du bord libre des valvules, dans les points qui correspondent aux facettes d'accolement de Firket, on constate un liséré juxta-marginal, ininterrompu pour la mitrale, interrompu pour les sigmoïdes, de petites végétations du volume d'une tête d'épingle, pressées les unes contre les autres, suivant à distance de 2 ou 3 millimètres le bord libre valvulaire.

Sur les valvules sigmoïdes, le liséré part des angles des valvules au contact de la face interne de l'aorte, s'infléchit sur la face cardiaque, s'éloignant de plus en plus du bord libre pour, arrivé sur la partie médiane au niveau du nodule d'Arantius, remonter pour gagner l'angle de la valvule du côté opposé, de façon à dessiner une espèce de guirlande dont la partie moyenne est située à quelques millimètres du bord libre.

Au niveau des trois angles formés par la juxtaposition des valvules aortiques, les végétations se sont soudées ; mais cette symphyse est encore assez peu organisée pour qu'on puisse par une faible traction décoller les valvules soudées, mettant ainsi à nu un tissu néoformé, siège de nombreux petits foyers hémorragiques. Cette symphyse valvulaire a dû avoir une production très rapide, puisque, quarante-huit heures après le début de la polyarthrite fébrile, notre malade était déjà atteint d'insuffisance aortique.

Les saillies végétantes ont le volume d'un grain de mil à une tête d'épingle : elles sont sessiles, incrustées par leur base sur la valve. Leur surface libre est irrégulière, frambroisée ; elles sont grises, formées d'un tissu résistant, non recouvertes de fibrine.

Sur la valve gauche de la tricuspide, les végétations sont rosées, transparentes, arrondies, plus jeunes que les végétations des autres appareils valvulaires.

L'aorte, l'artère pulmonaire ne présentent aucune altération de leur face interne ; mais sur des coupes intéressant le péricarde et la face externe de ces gros vaisseaux, on voit que les suffusions séro-hémorragiques pénètrent dans leur tunique externe.

Appareil respiratoire. — Les manifestations cliniques provoquées par la lésion de cette muqueuse (hémorragies, expectoration muco-glaireuse) avaient été si tenaces pendant toute la durée de la maladie, que notre attention devait être particulièrement éveillée sur les désordres possibles de l'appareil respiratoire.

Le larynx et la partie supersternale de la trachée sont intacts, blancs, décolorés, non recouverts de mucus ou de sang. La portion intra-thoracique de la trachée, les grosses bronches et les principales divisions bronchiques intra-pulmonaires juxta-biliaires sont au contraire (et le contraste est des plus frappants) tapissées par un mucus épais, très collant, teinté de sang. La muqueuse est elle-même le siège des foyers hémorragiques disséminés, punctiformes ou en nappes.

Les ganglions du hile sont normaux, hypertrophiées, avec placards anthracosiques ou rosés. Aucun ne montre trace de foyer tuberculeux. Tous ces ganglions sont plongés dans l'atmosphère cellulaire séro-hémorragique qui traduit la médiastinite.

La plèvre droite renferme 200 grammes environ d'un liquide hémorragique. Elle paraît lavée dans presque toute son étendue ; sur quelques points de la plèvre viscérale droite, comme au niveau des bords antérieurs pleuraux, on trouve des placards pseudo-membraneux ou adhérents dont la surface irrégulière rappelle le nid d'abeille.

Le parenchyme des deux poumons est absolument normal : il crépite sous la main, surnage, n'offre ni infractus. ni foyer congestif ; les petites bronches ne contiennent ni sérosité spumeuse, ni liquide puriforme. Il ne s'écoule aucun liquide sur les surfaces de coupe, même exprimées. Malgré les plus minutieuses recherches, il n'a pas été possible de trouver trace d'une tuberculose ancienne ou récente. En résumé, tous les désordres anatomiques constatés se résument en une altération de la muqueuse trachéo-bronchique, muqueuse épaissie, parsemée de suffusions hémorragiques et recouverte d'un mucus très épais, transparent, qui reproduisait tous les caractères de celui qu'avait expectoré le malade. Le territoire bronchique intéressé est bien limité et le contraste entre l'intégrité des voies aériennes supérieures et la lésion sécrétoire et hémorragique de la portion intra-thoracique de ces voies est des plus frappants.

Le corps thyroïde est plus volumineux que normalement, de couleur jaune clair, très résistant. Il n'offre à la coupe aucune altération, il pèse 36 grammes. Cette tuméfaction glandulaire est uniquement due à l'hypersécrétion de la substance colloïde des follicules. Les îlots que forme sur les coupes le produit hypersécrété ne sont séparés les uns des autres que par un tissu amorphe parsemé de cellules. Il n'y a ni prolifération cellulaire, ni amas leucocytiques, ni congestion vasculaire.

L'hypophyse est normale.

La *rate* est tuméfiée, elle pèse 290 grammes. La surface externe est lisse, sans trace de périsplénite. Elle a une teinte bleutée normale. A l'incision, la pulpe est ferme et sur les surfaces de coupe qui prennent au contact de l'air une couleur rouge carmin vif, on voit une myriade de petits points blancs, miliaires, enchâssés dans le parenchyme. Ces petits points sont dus, comme l'a montré l'examen histologique, à l'hypertrophie des corpuscules de Malpighi. Il n'existe aucune autre altération.

Le *foie* pèse 2.100 grammes. Il est simplement congestionné. La capsule de Glisson n'offre ni épaississement ni hémorragie. Sur les surfaces de coupe les voies biliaires, la veine porte, les lobules paraissent normaux. Les voies biliaires extra-hépatiques sont normales. La bile vésiculaire est fluide, jaune clair. La muqueuse digestive examinée dans toute son étendue est décolorée, normale.

Le **pancréas** apparaît large, étalé ; sa lobulation est des plus évidentes. Il est manifestement hypertrophié, il pèse 150 grammes.

La tuméfaction simultanée de ces deux glandes, corps thyroïde et pancréas est-elle indépendante ou liée l'une à l'autre ?

Les **reins** sont augmentés de volume ; ils pèsent l'un et l'autre 220 et 235 grammes. Ils sont enfouis dans une atmosphère graisseuse très développée. A travers la capsule, la substance corticale épaissie apparaît blanchâtre, décolorée, semée de petits points rouges. La capsule se détache facilement et sous cette capsule la teinte blanche de la corticalité rénale apparaît encore plus nettement. On ne voit aucun foyer de ramollissement, aucun infarctus. Le parenchyme est très ferme. Les pyramides ont un volume normal, une teinte rouge intense et cette coloration tranche sur la blancheur de la substance corticale hypertrophiée. Cette dernière a plus que triplé de surface ; et sa coupe est lisse et miroitante. Sur toutes les surfaces de coupe, il est impossible de déceler aucune trace de granulations. Les voies urinaires d'excrétion sont normales.

Les **capsules surrénales** ont leur volume et leur apparence normaux ; elles ne sont le siège d'aucun foyer hémorragique.

L'**articulation scapulo-humérale** droite (la plus douloureuse au moment de la mort) a été ouverte. Nous n'y avons noté aucune altération.

Pour résumer, nous ferons remarquer que les lésions ont atteint surtout le cœur et l'appareil bronchique : les villosités et les membranes péricardiques les végétations endocardiques, les foyers séro-hémorragiques, les altérations des bronches ont été les principales lésions, celles que nous avons étudiées le plus minutieusement.

Examen bactériologique : L'hypophyse, le corps thyroïde, le pancréas, les poumons, le foie et la rate ne nous ont montré aucun agent microbien. Il n'en a pas été de même des organes dont les troubles avaient pendant la vie occupé la scène morbide : la muqueuse aérienne, la médiastin, les séreuses cardiaques et les reins.

Muqueuse aérienne. — Sur les coupes des bronches (coloration : bleu clair, polychrome, Gram ou Nicolle), successivement prises dans le domaine trachéal inférieur et bronchique principal (en particulier sur la bronche gauche dans son contact avec le péricarde), on trouve de rares bâtonnets dans le mucus bronchique, dans l'épithélium de revêtement qui est intact dans sa continuité. Les cellules muqueuses et caliciformes de ce revêtement sont énormes. Les acini muqueux des glandes bronchiques ont subi la même modification.

Médiastinite. — On trouve, au contraire, des colonies microbiennes nombreuses dans le tissu cellulaire médiastinal. Au niveau de ces foyers microbiens qui siègent dans les aréoles distendues du tissu cellulaire, on voit des globules rouges, de rares polynucléés, des mononucléés en grande quantité et de très nombreuses cellules conjonctives. Les bacilles sont libres ou inclus dans les cellules.

Cœur. — Les bacilles siègent dans les vacuoles séro-hémorragiques de la péricardite ; dans le myocarde, on les trouve dans la fibre musclaire et dans le tissu conjonctif intermusculaire.

Reins. — Les bacilles ne se trouvent qu'au niveau d'une lésion bien spéciale et nous aurions pu, sans le hasard, sans le grand nombre de coupes pratiquées, ne pas la découvrir. Cette lésion est en foyers disséminés dans la subtance corticale du rein. Ces foyers, au microscope, apparaissent arrondis de l'étendue d'une grosse lentille : ils sont enchâssés entre les tubes contournés du rein et séparés d'eux par une zone circulaire fibreuse. On peut décrire à ces foyers deux zones, une première en dehors de la muraille conjonctive et une autre en dedans.

Dans la zone externe, quelques tubes contournés apparaissent très dilatés et tapissés par un épithélium tuméfié, trouble, granuleux, sans noyaux (ébauche de la lésion que nous allons trouver dans la zone centrale).

Entre les tubes, on voit des amas de mononucléés parfaitement conservés. La bande conjonctive séparative est formée de trousseaux fibreux, et les fibres, par endroits, renferment encore entre elles des portions de tubes rénaux. La zone centrale qui nous intéresse est formée de tubes contournés, irrégulièrement dilatés à l'extrême. La paroi de ces tubes seule a résisté et est encore bien conservée ; elle apparaît sous forme d'une bande amorphe, tapissée le plus souvent d'une matière granuleuse, transparente : mais par places, la cellule rénale a gardé toute son individualité. Dans la lumière, on trouve encore quelques rares polynucléés.

Entre les tubes ectasiés, on voit des glomérules entiers et des débris de glomérules, enfin des foyers hémorragiques. Cet ensemble de lésions vous a paru traduire un processus de nécrose. Or, c'est uniquement dans ces territoires nécrosés du parenchyme rénal (la sclérose qui les encercle indique qu'il ont dû se former dès les premiers jours de la maladie, avec l'apparition de l'albuminurie) que nous avons retrouvé les formes bacillaires identiques à celles que nous avons vues dans le péricarde et le médiastin. C'est là un des meilleurs arguments à invoquer pour la démonstration de la septicémie bacillaire intermittente chez les rhumatisants.

Les constations bactériologiques que nous avons faites dans ce cas se résument ainsi : présence du bacille ; 1° dans le mucus de la bronchite pituiteuse hémorragique, mucus extériorisé dans l'expectoration pendant la vie, mucus tapissant l'épithélium bronchique sur les coupes histologiques ; 2° présence dans les lésions médiasténales, cardiaques et rénales, alors que tout le système vasculaire et les autres organes ne renferment aucune forme bacillaire ou coccique. Cette dissémination du parasite au niveau des seuls organes touchés chez notre malade par le rhumatisme articulaire aigu, ne peut s'expliquer que par un état septicémique passager, éphémère, intermittent, état qui rend compte de la stérilité des milieux ensemencés avec les humeurs normales ou pathologiques pendant la vie de notre malade.

Telles étaient les constatations que nous avions faites avec notre excellent maître, M. Thiroloix, au moment de la publication de notre observation. Depuis, nous avons repris l'étude de ce cas qui nous a semblé très important, la mort au cours de la période fébrile du rhumatisme articulaire aigu étant fort rare, du moins à Paris. En outre les facilités que nous avions eues pour l'autopsie nous dictaient une étude approfondie : les organes les plus importants, ceux qui nous intéressaient tout particulièrement, avaient été retirés du corps de notre malade et plongés dans les liquides fixateurs dans un laps de temps qu'il ne sera possible à personne de réduire, et par une température extérieure de 5 degrés au-dessous de zéro. Nous avons pensé que ces circonstances exceptionnellement favorables conféreraient à nos recherches, si ces recherches étaient positives, une valeur de premier ordre. D'autant que, pour infirmer ou pour confirmer cette valeur, nous avions un moyen de contrôle ; nous pouvions juger de la façon dont, après la mort, les tissus du rhumatisant se comportent vis-à-vs de l'infection cadavérique. Ce moyen de contrôle était le suivant:tandis que les organes thoraciques, la rate, le rein gauche avaient été recueillis et fixés dans les conditions que nous avons indiquées ; d'autres viscères, qui nous avaient paru moins utiles à l'étude histo-bactériologique, avaient été seulement prélevés dans les délais classiques, en l'espèce quarante-trois heures après la mort (foie, capsules surrénales, pancréas, corps thyroïde, hypophyse auxquels nous devons ajouter le rein droit). Cette question de l'infection *post-mortem* était capitale pour nous, puisque la présence — déjà signalée — du bacille d'Achalme-Thiroloix dans les tissus des cadavres de rhumatisant avait été mise au compte d'une infection cadavérique.

Nous avons étudié ces derniers organes aussi minutieusement que les premiers. Jamais nous n'y avons constaté de formes bactériennes. Ce résultat négatif, absence de microorganismes dans des tissus exposés pendant près de deux jours à l'infection cadavérique renforcent nos constatations positives et, du même coup, ruinent la théorie de la bactérie rhumatismale d'Achalme-Thiroloix, agent d'infection *post-mortem*. Nous en reparlerons plus loin.

Dans les viscères énumérés plus haut, nous avons pris de nombreux fragments, au niveau des régions altérées, particulièrement au niveau des foyers hémorragiques. Bien entendu, au sein des parenchymes d'apparence normale, les morceaux ont été prélevés au hasard, superficiellement et profondément. Toutes les pièces ont été fixées au formol ou au sublimé acétique ; toutes les inclusions ont été faites à la paraffine ; toutes les coupes ont été collées avec de l'eau albumineuse. Comme colorants, nous avons employé divers bleus (bleu de Unna, bleu de méthylène, bleu de Lœffler, bleu de Roux, bleu de Kühne), le Gram, le Gram modifié par Nicolle, le Claudius, le Ziehl (à l'effet d'écarter tout soupçon de tuberculose). Nos recherches pour-

suivies dans le laboratoire de notre maître, M. Thiroloix à la Pitié, dans le laboratoire central de l'hôpital
Beaujon, dans le laboratoire de notre maître, M. le
Dr Griffon à l'hospice Debrousse, ont duré près de deux
ans. C'est dire que nous avons fait de nombreuses coupes, que nous avons utilisé diverses paraffines, diverses eaux albumineuses, divers flacons de colorants.
Nous insistons sur ce point parce qu'il aura son importance dans la discussion du rôle pathogène des microbes que nous avons trouvés.

D'une façon générale, les données recueillies après
la publication de notre observation ont été confirma-
tives des faits qu'elle renfermait. Elles les ont précisés,
amplifiés, parfois légèrement modifiés. Avant d'en établir le bilan, nous croyons devoir dire quelques mots au
sujet de l'action des colorants sur le bacille d'Achalm-
Thiroloix. Ce microbe nous a semblé fort capricieux vis-
à-vis des tinctoriaux. Le bleu de Kühne ne le colore que
très lentement ; le bleu de Lœffler et le bleu de Roux
doivent être laissés au contact des coupes pendant dix
minutes ou un quart d'heure ; le bleu de méthylène
donne de meilleurs résultats. Mais de tous les bleus,
celui qui sans contestation possible convient le mieux
à la bactérie d'Achalme-Thiroloix, c'est le bleu de Unna.
Nous l'avons utilisé dans plus des trois quarts des coupes : la décoloration, nous l'obtenions avec des alcools
progressivement plus faibles (100°, 90°, 60° et 30°) et
sans recourir à l'eau qui, à plusieurs reprises, avait
souillé nos préparations. Nous nous sommes également
servis du Gram et du Claudius, au reste sans grande

satisfaction ; le Gram-Nicolle leur est préférable : il donne de beaux bâtonnets, à extrémités bien nettement coupées, tranchant sur la teinte jaune pâle de la préparation. Malheureusement, pour une raison que nous n'avons pu élucider, beaucoup de bacilles d'Achalme-Thiroloix échappent à ce colorant. La preuve de ce fait, la voici : dans une même inclusion de fragment péricardique, des coupes prises côte à côte sur le ruban façonné par le microtome et colorées tantôt avec le bleu de Unna, tantôt avec le Gram-Nicolle donnaient au point de vue microbien des résultats variables. Tandis que sur les premières on comptait facilement cent ou cinquante bâtonnets, sur les secondes on dépassait rarement le chiffre de dix à quinze. Comme cette différence était constante, comme nous l'avons observée dans le médiastin, comme nous l'avons contrôlée un grand nombre de fois, il nous semble difficile de la mettre au compte d'une inégale répartition dans les coupes du microorganisme. Il faut sans nul doute l'attribuer aux qualités du colorant.

Donc, si nous avions à donner un conseil pour la coloration du bacille d'Achalme-Thiroloix, nous recommanderions d'abord le bleu de Unna, puis le Gram-Nicolle.

Maintenant nous allons aborder les résultats de nos recherches sur les organes étudiés.

Endocarde : Les coupes ont été faites dans la valvule mitrale et dans une valvule sigmoïde aortique.

La valvule mitrale ne nous a jamais montré, ni au niveau des végétations, ni dans son intérieur, de formes coccique et bactérienne. Nous n'y avons jamais vu de foyer hémorragique si minime fût-il. Pas de trace de tissu œdémateux, mais une sclérose assez accentuée. Vraisemblablement la lésion était déjà trop ancienne quand on l'a examinée. L'absence de bacille d'Achalme-Thiroloix dans ces altérations rhumatismales ne nous a pas trop surpris, en raison de ce fait que la bactérie n'aime pas les tissus pathologiques qui s'organisent et ne se trouve bien que dans les espaces larges et œdémateux, dans les lésions récentes. A chaque phase de notre étude, nous avons pu vérifier cette constatation.

De même, sur les **végétations aortiques** nous n'avons pas pu déceler de microbe. Mais la partie centrale de la valvule contenait un petit foyer hémorragique, extrêmement limité puisque nous ne l'avons vu nettement que sur cinq ou six coupes. Chaque préparation, en ce point précis, renfermait un, deux ou trois bâtonnets sans addition d'aucun microcoque.

Le **myocarde** était plus riche au point de vue microbien. Mais il nous est impossible d'apprécier le nombre des bacilles que nous avons vus sur nos coupes du muscle cardiaque. Nous n'avons considéré comme bactéries que les bacilles isolés, nets, sans contestation possible. Or, autour du noyau de la fibre, constamment nous avons observé des éléments allongés, aux extrémités souvent irrégulières ; certains de ces éléments étaient entourés d'un halo. Pour nous, nous avons la quasi-certitude que ces éléments — surtout ceux entourés d'un halo — étaient des bacilles d'Achalme-Thiroloix. Comme leur individualité n'était pas absolue, comme on pouvait objecter qu'il s'agissait de productions pathologiques, nous avons préféré ne pas tenir compte de ces éléments. Au reste chaque préparation nous montrait six, huit ou dix bacilles indiscutables.

Sur le **péricarde** les bâtonnets étaient incomparablement plus nombreux. Il n'est pas une de nos coupes qui n'en contînt une trentaine. Sur d'autres, il y avait par places une véritable pluie microbienne. Toujours ces bacilles se sont trouvés dans les couches superficielles du péricarde, au sein des foyers séro-hémorragiques, autour de gros mononucléés, exceptionnellement à l'intérieur de ces mononucléés. Mais ici nos constatations se sont écartées un peu de nos premières recherches. Les éléments que nous avons observés n'étaient pas de conformation identique. L'immense majorité était des bacilles (si nous faisions un pourcentage nous dirions qu'il y avait 95 °/₀ de bacilles) ; les autres organismes étaient des diplo-streptocoques ou des diplocoques parfaits et quelques cocci.

L'étude des bâtonnets nous a même révélé des points intéressants : le plus souvent groupés en petits amas de six ou huit éléments, ils étaient volontiers isolés. Quelques bâtonnets solitaires avaient une extrémité nettement coupée, tandis que l'autre était renflée et continuait à son intérieur une petite boule réfringente. D'autres, à extrémités carrées, étaient accompagnés d'un petit coccus. Enfin une ou deux fois, nous avons vu un diplocoque pour ainsi dire appendu à un bâtonnet. Dans les amas, une ou deux fois également, nous avons observé un diplocoque. Nous le répétons, ces cocci ou diploco-

ques étaient en nombre infime par rapport à la bactérie
d'Achalme-Thiroloix. Leur présence n'en soulève pas
moins un problème intéressant et dans un chapitre ul-
térieur nous essaierons d'étudier et d'expliquer les rapports qui pouvaient existent entre le bâtonnet et le
coque. Deux autres dispositions méritent d'être signa-
lées : parfois le bacille, bien que conservant sa forme,
semblait diminué de moitié, et l'on voyait deux de ces

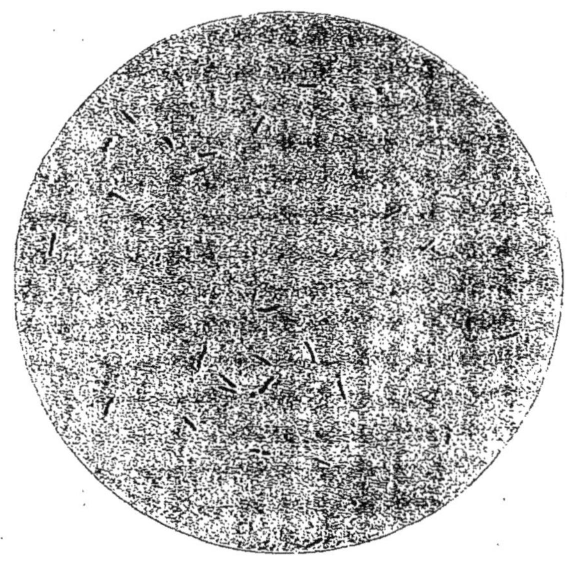

Fig. 1. — Aréole séro-hémorragique du péricarde. Coloration bleu de
Unna. Grossissement 1.200/1.

bâtonnets se faire suite, soit directement, soit en s'écar-
tant en forme de V à ouverture très évasée. Il s'agissait
d'un véritable diplo-bacille. Dans l'autre variété de
figure, les deux demi-bâtonnets affectaient la forme lan-

céolée, et ressemblaient au diplocoque de la pneumo-
nie (fig. 1).

Ces diverses formes (bacille, diplobacille, diplostreptocoque, diplocoque) faisaient-elles partie de groupements
microbiologiques différents ou n'étaient-elles que les
chaînons d'un cycle appartenant à un même microorganisme ? Cette question sera développée plus loin.
Pour le moment rappelons que la seconde hypothèse
n'a rien d'invraisemblable : le pléiomorphisme des microbes est actuellement connu ; on ne s'hypnotise plus
sur la forme bâtonnet ou sur la forme coque. A ne parler que du rhumatisme, diplocoque pour beaucoup égale
entérocoque. Or l'entérocoque se montre sous l'aspect
d'un bâtonnet (entérobactérie) et sous l'apparence d'un
coque (entérocoque).

Médiastin : C'est au niveau du tissu cellulaire lâche
et œdémateux du médiastin que nous avons trouvé le
plus de microbes. Rappelant une expression ancienne,
nous pourrions dire qu'il y avait là une infection massive de bacilles d'Achalme-Thiroloix. Aussi avons-nous
fait comparativement peu de coupes. Chaque préparation contenait — véritablement — deux ou trois coulées
de microbes, entre lesquelles, par paquets ou isolés, se
voyaient en nombre discret des bâtonnets.

Au niveau de ces coulées microbiennes, toujours si-
tuées sur un foyer d'infiltration hémorragique, les microorganismes étaient tellement nombreux que sur un
champ microscopique on en comptait facilement une
cinquantaine ; et la coulée ne formait qu'une bande
occupant en diagonale la moitié seulement du champ

du microscope. C'étaient des bacilles volumineux, bien coupés à leurs extrémités ; les diplo-bacilles s'y montraient exceptionnellement. Deux ou trois fois, pas davantage, nous avons observé un diplostreptocoque et un diplocoque (fig. 2).

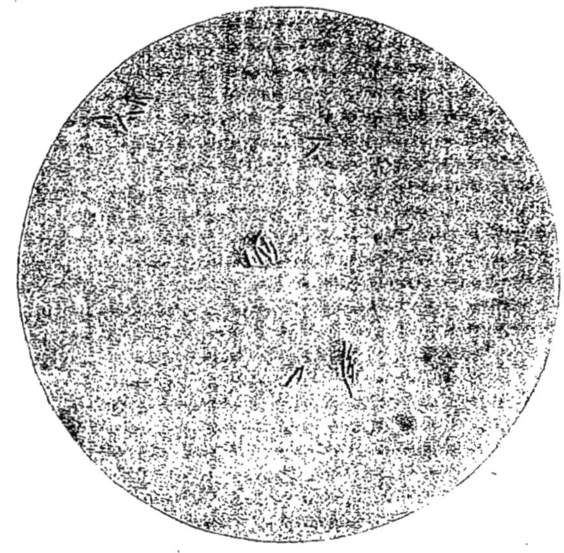

Fig. 2. — Médiastin. Col. : Bleu de Unna. Grossissement 1200/1.

Appareil respiratoire : Dans les alvéoles attenant aux bronches, jamais nous n'avons vu d'élément microbien. Par contre la sous-muqueuse et la muqueuse bronchique, le mucus adhérent à l'épithélium de la bronche en renfermaient beaucoup, moins toutefois que le médiastin, autant sinon plus que le péricarde. Ici, comme au niveau de la séreuse péricardique, les formes microbiennes n'étaient pas identiques, mais leur topographie est peut-être plus intéressante à signaler que leur aspect, car ces aspects rappellent ceux que nous avons indiqués plus haut (bacille — diplobacille — diplostrep- tocoque, diplocoque et coccus. Les foyers hémorragiques abondaient dans la sous-muqueuse bronchique. Dans la plupart d'entre eux, on voyait des bâtonnets ;

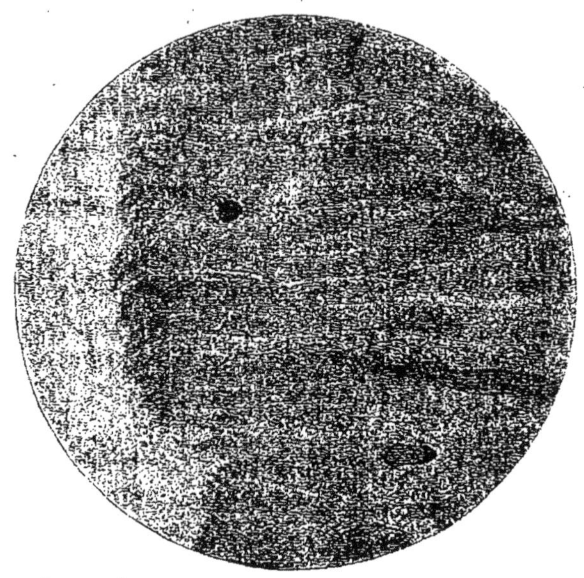

Fig. 3. — Muqueuse bronchique. Bacilles intra-épithéliaux. Colo ation [Bleu de Unna. Grossissement 1200/1.

quelques-uns étaient stériles. Mais aucun d'eux ne nous a montré de diplostreptocoque ou de diplocoque.

La muqueuse, moins riche en microbes, ne renfermait également que des bacilles d'Achalme-Thiroloix. Le mucus aérien, ce mucus que nous avions si longtemps observé pendant la vie du malade, qui avait été inoculé au singe et avait donné à ce singe une arthrite du coude droit, était fertile en microbes. Cette constatation était

toute naturelle parce que, pendant la vie de notre rhumatisant, l'examen direct et l'ensemencement du mucus
avaient donné du bacille d'Achalme-Thiroloix. Les microbes se répartissaient de la façon suivante : 90 °/₀ de
bacilles, 10 °/₀ de diplobacilles-diplostreptocoques et de

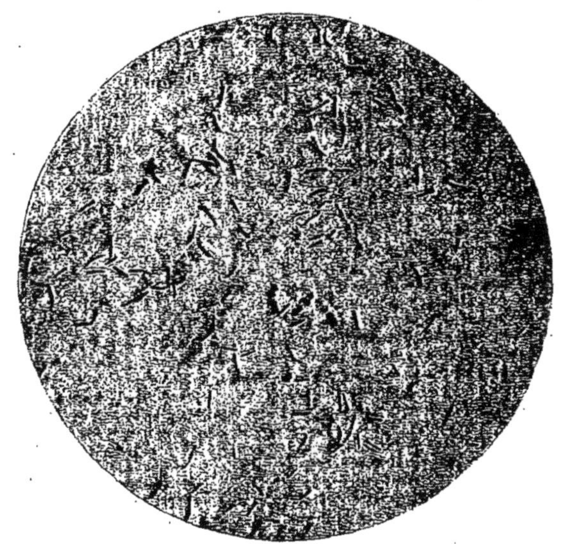

Fig. 4. — Mucus bronchique. Coloration : Bleu de Unna.
Grossissement 1200/1.

diplocoques. Ces derniers étaient tous à la limite superficielle du mucus aérien, dans la zone balayée à tout
instant par l'air ; manifestement ils étaient plus gros
que les diplocoques du péricarde. Cette localisation des
diplocoques à la partie superficielle du mucus bronchique et leur disparition progressive dans les couches
profondes de ce mucus, nous ont intrigué et nous ne

pouvons expliquer ce fait ; en tous cas il valait une mention.

D'autre part, la constatation du diplocoque dans les bronches nous rendait compte d'une observation que nous retrouvons plus loin au chapitre partie expérimentale.

En résumé de l'étude bactériologique de l'appareil bronchique se dégagent les conclusions suivantes : présence d'éléments microbiens en nombre considérable ; sence d'éléments microbiens en nombre considérable ;

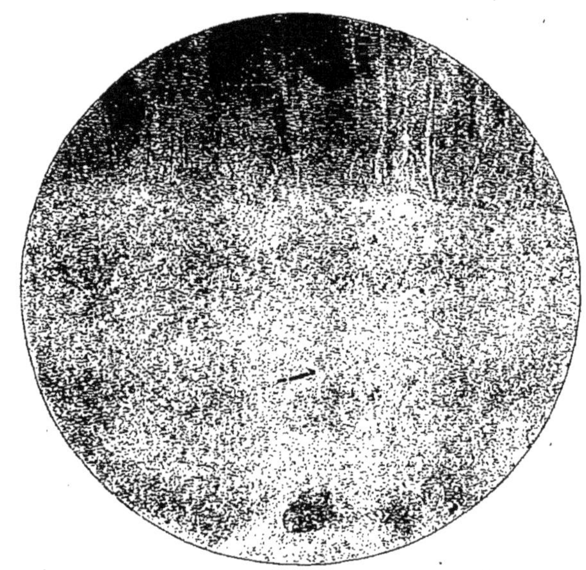

Fig. 5. — Mucus bronchique. Bâtonnet avec coccus et diplo-bacille. Col. : Gram. Grossissement 1200/1.

présence *du seul bâtonnet* dans la sous-muqueuse et dans la muqueuse ; coexistence du bâtonnet et du diplocoque (celui-ci en faible proportion) dans le mucus aérien (fig. 3, 4 et 5).

Rein gauche. — Nous avons soumis à de nouvelles investigations le parenchyme rénal dans la partie dont nous avons parlé longuement à la société médicale des hôpitaux. Là, en nombre élevé, nous avons retróuvé les mêmes bâtonnets ; aucun coccus ne se mêlait à eux ; il n'y avait pas de diplo-streptocoque. Dans ce foyer, chaque coupe montrait une ou deux formes filamenteuses, véritablement géantes par rapport à la majorité des bâtonnets. Faut-il voir dans ces longues formes flexueuses une adaptation du bacille d'Achalme-Thiroloix au milieu dans lequel il vit ? Les auteurs ont signalé sur les cultures d'urine humaine de tels aspects. Mais nous avons observé ce même phénomène dans le médiastin et au niveau de la muqueuse bronchique : c'est un témoin de la diversité morphologique du bacille que nous étudions.

En dehors de ce point malade, l'étude du rein gauche a été négative. De temps à autre, au sein ou à côté d'une cellule épithéliale du tube contourné, apparaissait un corps allongé, droit ; il avait l'aspect d'un bâtonnet. Comme il pouvait prêter à discussion, nous avons préféré ne pas en faire état.

Rate. — Cet organe a été l'objet de recherches attentives. La présence dans son parenchyme des petits points blancs, déjà mentionnés, imposait une étude minutieuse. Ces petites néoformations ressemblaient vaguement à des granulations miliaires. Encore qu'elles fussent rigoureusement limitées à la rate et que conséquemment elles ne pussent éveiller l'idée d'un granulie renversant par là notre diagnostic de rhumatisme elles

justifiaient un examen approfondi. Aussi avons-nous
fait nombre de frottis et de coupes. Le Ziehl sur les
frottis ne fit jamais voir de bacilles de Koch ; les préparations microscopiques révélèrent une splénite infectieuse typique. Pas la moindre trace de tuberculose.
Ces constatations cadraient avec la clinique et avec la
cuti-réaction.

Ces nodules de splénite ne laissèrent jamais voir de
microcoque ou de bâtonnet.

Pour ce qui est des organes recueillis dans les délais
habituels, nous avons dit qu'ils ne contenaient aucune
forme microbienne. A la vérité, dans trois ou quatre
coupes du rein droit nous avons dans la lumière des
vaisseaux sanguins constaté quelques cocci ; ces éléments isolés ou agminés, affectaient plus volontiers la
disposition diplococcique. Leur nombre était tellement
restreint qu'on ne pouvait voir dans la présence de ces
coques une infection cadavérique ; ils devaient être là
au même titre qu'ailleurs.

Nous avions raison de dire que nos recherches ulté-
rieures ont confirmé nos premières constatations. Elles
les ont précisées ; elles en ont démontré la valeur par
l'absence de microbes dans les parenchymes prélevés
tardivement. Elles nous ont fait constater à côté du
bacille d'Achalme-Thiroloix d'autres microorganismes.
La coexistence de ces éléments, si inégalement répartis,
soulève un problème d'autant plus intéressant qu'on
connaît à présent le polymorphisme de la bactérie
d'Achalme-Thiroloix et notamment sa transformation
en coque. Cela nous autorise à supposer que nous avons

assisté sur nos coupes à l'évolution biologique du bacille rhumatismal.

Il serait par trop insuffisant d'établir le rôle pathogène des microbes constatés sur leur présence dans les parenchymes malades et sur leur absence dans les tissus d'apparence normale. Aussi bien, nous allons essayer de réfuter les causes d'erreur qu'on pourra nous objecter. Auparavant nous désirons répondre à deux reproches qu'on ne va pas manquer de nous adresser : celui d'avoir négligé la culture des tissus de notre rhumatisant et celui d'avoir passé sous silence l'étude de l'amygdale.

Au premier reproche, voici quelle sera notre réponse. C'est délibérément que nous nous sommes refusés à cultiver l'endocarde, le myocarde, le péricarde, les bronches..., etc. De deux choses, l'une : ou cette culture aurait été positive, ou elle aurait été négative. Négative, elle n'eût aucunement infirmé la valeur des constatations *in situ*. Sous la condition évidente que les bactéries observées étaient bien les agents des lésions. Positive, elle n'aurait exercé qu'un rôle de contrôle, intéressant il est vrai, mais fort au-dessous de l'importance de l'observation directe. Bien plus, cette seconde hypothèse aurait eu à encourir un soupçon : la contamination au cours des manœuvres nécessaires à l'ensemencement. De toutes façons, à tous les points de vue, cette culture nous a semblé mériter un intérêt restreint et nous avons préféré confier la réponse de notre problème à la multiplicité des constations directes.

Les partisans de la théorie amygdalienne du rhumatisme articulaire aigu vont s'étonner que nous n'ayons pas étudié l'amygdale. A la vérité, au cours de l'autopsie, nous avons complètement oublié cette amygdale. La raison, la voici : pendant la vie du malade, notre attention n'avait pas été attirée du côté de la gorge ; il n'y avait pas eu l'angine rhumatismale. Dans ces conditions, d'après ce que nous savons de la topographie du bacille d'Achalme-Thiroloix qui n'habite pas les organes sains, qui ne demeure pas longtemps dans les tissus qu'il a frappés, il y a gros à parier que nos coupes eussent été muettes ou auraient contenu tout autre microorganisme.

Nous ne croyons pas, quant à nous, que l'étude de l'amygdale puisse donner des renseignements décisifs. Si on voulait qu'elle eût quelque valeur, il faudrait pratiquer une amygdalotomie chez un rhumatisant en pleine poussée angineuse. Et même dans ce cas nous doutons fort que le problème bactériologique du rhumatisme articulaire aigu reçut une solution définitive.

Durant les quelques mois trop courts que nous avons passé auprès de notre excellent maître, M. Thiroloix, nous avons fait ou vu faire plusieurs ensemencements de la gorge. Dans quatre cas d'angine rhumatismale intense ou fruste, nous avons obtenu par culture un diplo-streptocoque. Sur quatre autres malades non rhumatisants (deux angines aiguës banales, une angine aiguë scarlatineuse, une gorge cliniquement saine chez un bronchitique) le même diplostreptocoque s'est constamment et abondamment montré à la culture. Une telle régularité de résultats obtenue dans des conditions aussi diverses juge la ·non valeur de l'ensemencement de la gorge et permet de supposer que les coupes faites sur une amygdale rhumatismale contiendraient plusieurs variétés de microbes, au milieu desquelles il serait vraisemblablement impossible de reconnaître l'agent pathogène de l'angine du rhumatisme. Hâtons-nous d'ajouter que cette conception ne nous est pas personnelle, et que nous ne voulons pas dire qu'il ne faille pas s'occuper de l'amygdale des rhumatisants.

Abordons maintenant l'étude des causes d'erreur qui ont pu se glisser dans nos constatations.

1° *Les microbes observés n'étaient pas dus à une infection agonique.* — Cette hypothèse n'est pas soutenable en raison du simple fait suivant : il n'y a pas eu d'agonie. Notre sujet est mort à quatre heures du soir ; à trois heures et demie, la veille, huit jours auparavant, il n'était ni mieux ni plus mal ; sa température oscillait autour de 39° ; ses lésions viscérales de nature rhumatismale n'avaient subi depuis quelques jours aucun changement. La fin est survenue dans une syncope que rien ne faisait prévoir.

2° *Les microbes observés n'étaient pas dus à une infection cadavérique.* — L'infection cadavérique peut et doit être toujours invoquée en présence de toute constatation d'ordre microbiologique tirée d'une autopsie. A plus forte raison quand il s'agit d'un germe dont le rôle pathogène est plus que discuté et que l'on accuse volontiers d'être un des facteurs de cette infection cadavérique. Il nous importe donc de savoir comment et sous quels caractères paraît l'envahissement bactérien des tissus du cadavre. Ainsi seulement, le comparantavec ce qui s'est passé pour notre malade, nous devons en avouer ou nous pourrons en récuser l'existence.

Si nous ouvrons les traités classiques, notamment ceux de médecine légale, au chapitre traitant des agents et des phénomènes de l'infection microbienne *post-mortem*, nous y récoltons les données suivantes : Aussitôt après la mort, les bactéries qui habitent à l'état normal l'intestin prennent une vitalité particulière. Elles s'infiltrent dans la muqueuse rapidement désorganisée, gagnent de proche en proche en suivant les voies sanguine et lymphatique et en se multipliant d'une façon active. L'infection peut emprunter d'autres voies que la voie intestinale : les microbes pénètrent également par les muqueuses au niveau des orifices naturels et fort peu à travers la peau qui leur oppose une grosse résistance.

Mais tous les microbes, indistinctement, ne font pas partie de la flore cadavérique. Ceux que l'on voit au début de la putréfaction sont le bacillus cadaveris, le bacillus fluorescens, le bacillus liquefaciens et le coli. Ils sont aérobies, et ils restent seuls tant qu'il existe de l'oxygène dans les tissus. La provision de ce gaz est vite épuisée ; alors paraissent les anaérobies qui par conséquent ne débutent jamais immédiatement après la mort.

La marche de la putréfaction est variable suivant

une foule de facteurs : un temps humide, même en hiver, peut l'activer plus que la chaleur de l'été ; un froid sec la retarde. D'une façon générale on peut dire qu'elle commence au deuxième jour l'été, plus tard en hiver.

L'état du malade au moment de la mort exerce aussi son influence. Chez les gens atteints de septicémie, notamment septicémie éberthienne, septicémie puerpérale, le début de la putréfaction est beaucoup plus précoce; les microbes qui existaient dans le sang peuvent accomplir leur œuvre immédiatement après la mort. Chez les cachectiques, les microorganismes passent souvent dans le sang au moment de l'agonie. Comme la circulation persiste quelque temps encore, elle les porte dans l'intimité des parenchymes.

En somme nous voyons que l'infection cadavérique, dans sa grande variabilité, dépend surtout de trois facteurs : *a*) l'état du milieu extérieur : *b*) les circonstances et la cause de la mort ; la nature du microbe. Dans notre cas nous allons voir que toutes ces conditions plaident contre l'envahissement des tissus morts par notre microorganisme.

L'infection cadavérique sera précoce s'il fait un temps humide ou chaud. Or notre malade a succombé au mois de mars, par un temps sec et par une température extérieur de 5 degrés au-dessous de zéro. Sitôt après sa mort, il a été enlevé de la salle Monneret et descendu à l'amphithéâtre où la température était encore plus basse que la température extérieure. Faisons remarquer en outre que la nécropsie a été pratiquée aussi rapidement qu'il est possible.

L'infection cadavérique sera favorisée par un état septicémique ou par un état cachectique dans lequel ou
dans lesquels la mort aura été précédée d'une phase
agonique. En l'espèce, rien de tout cela n'a existé. Cer-
tes au moment de la mort notre malade était hyperther-
mique (température : 39°). Mais il l'était depuis le début de sa polyarthrite, et deux hémocultures avaient
montré la stérilité de son milieu sanguin. Or un acci-
dent brusque a marqué sa fin et dans les derniers jours
de sa vie nulle apparition ne s'était produite dans son
état. De cachexie, il n'en avait point à proprement parler. D'ailleurs il n'est pas démontré que le bacille d'A-
chalme-Thiroloix passe dans les tissus au moment de
l'agonie. Dans d'assez nombreux cas de rhumatisme
cérébral, où pourtant les meilleures conditions d'envahissement bactérien agonique (hyperthermie, agitation
musculaire extrême, asphyxie) sont réunis, il arrive que
l'hémoculture, faite peu de temps avant la mort, soit
négative et que les parenchymes soient stériles. De-
vons-nous rappeler aussi le cas de M. le Professeur
Widal concernant une femme atteinte de phlébite rhumatismale ? Le sang fut ensemencé la veille de la mort ;
rien ne poussa. A l'autopsie, on préleva des fragments
au niveau de différents points des sinus phlébitiques
et sur différents viscères ; leur ensemencement demeura
négatif. Si donc chez beaucoup de rhumatisants avérés
on ne trouve pas de bacilles d'Achalme-Thiroloix dans
les parenchymes prélevés réglementairement (40 heures après la mort ils n'existaient pas encore chez notre
malade dans ses organes sains) c'est que ce microbe

n'est pas un agent d'infection cadavérique ou du moins qu'il apparaît tardivement dans les processus de la putréfaction. L'une et l'autre opinion nous est favorable.

L'infection cadavérique dépend aussi de la nature du microbe. On a pu dire du streptocoque qu'il n'avait pas l'habitude des envahissements *post-mortem*. Le bacille d'Achalme-Thiroloix se comporte un peu comme le streptocoque. Là-dessus cependant les opinions des dé _ fenseurs de la bactérie rhumatismale sont indécises. Certains prétendent que le bacille du rhumatisme , analogue en cela au bacille du tétanos, reste localisé pendant la vie et ne se généralise que dans les ca graves ou *post-mortem*. Notre malade n'a présenté aucune de ces deux généralisations, malgré la gravité de sa polyarthrite.

Achalme n'a trouvé son bacille que dans les cadavres des rhumatisants ; il l'a recherché dans un grand nombre d'autopsies de malades morts d'affections variées infectieuses, cachectiques ou non. Ces recherches ont constamment été négatives. Dans un premier travail, il déclarait que les processus de putréfaction ne revêtaient en aucun cas une apparence semblable. Il est vrai que dans une autre publication il déclare que son bacille ressemble absolument à un de ceux qu'on trouve *tardivement* dans la flore cadavérique. Donc le bacille d'Achalme-Thiroloix, malgré ces diverses interprétations, n'est pas un agent de l'infection cadavérique pré _ coce puisqu'il ne se rencontre que dans de très rares cas de rhumatisme articulaire aigu terminés par la mort, puisqu'on ne le voit pas sur les autres cadavres. On ne saurait d'ailleurs l'incriminer chez notre sujet où l'autopsie ne prête le flanc à aucune des critiques du « comment » de l'infection cadavérique.

De plus nos constatations nécropsiques n'ont pas les *qualités* de l'envahissement bactérien *post-mortem*. Pour un instant, admettons la réalité de cette infection chez notre malade ; elle aurait suivi, en l'espèce, deux voies, la voie aérienne et la voie intestinale. La voie aérienne ? Mais pendant la vie, le mucus bronchique examiné directement, cultivé et inoculé, avait montré la présence du bacille ; ce même bâtonnet a été retrouvé à l'autopsie : on ne peut l'accuser à la fois d'être l'aspect d'une infection vitale et d'une infection cadavérique. La voie intestinale ? Mais en ce cas les bactéries empruntent les canaux sanguins et lymphatiques, emplissent le système porte, puis se généralisent à tous les tissus. Or chez notre malade le système porte avec les organes qui en dépendent étaient amicrobiens : le foie, quarante-trois heures après la mort, ne contenait aucune forme bactérienne ; la rate, prélevée beaucoup plus tôt, était essentiellement stérile comme nous en a assuré le grand nombre de nos coupes. Faut-il enfin ajouter que la topographie de nos constatations microbiologiques, que leur élection à se trouver dans certains organes sont des caractères tout à fait opposés à ceux de l'infection cadavérique ? Faut-il rappeler l'absence de microbes dans les vaisseaux sanguins ?

A la réfutation de ces objections nous associerons un argument irréfutable, établissant que notre bâtonnet était bien présent pendant la vie dans les parenchymes où nous l'avons rencontré. Dans beaucoup de nos coupes, en petit nombre à la vérité, mais n'en existant pas moins, nous avons observé des bactéries phagocytées.

Que ces microorganismes aient été les agents générateurs des lésions, ou qu'ils aient été les témoins d'une infection secondaire, dans les deux cas ils n'ont pu jouer ce rôle que pendant la vie.

3° *Les microbes constatés n'étaient pas une vulgaire impureté.* — α) Avaient-ils été apportés par les manœuvres et manipulations pratiquées au cours de la nécropsie, de l'examen macroscopique, du prélèvement des fragments et de la plongée des liquides fixateurs ? Encore que très rapides, ces actes avaient nécessité un certain temps, et l'infection aurait pu se produire grâce aux bactéries de l'air et par l'intermédiaire de nos mains. Sans doute le bacille d'Achalme-Thiroloix est un bacille tellurique et l'air peut en contenir. Quant à nos mains, nous ne supposons pas, fort heureusement d'ailleurs, qu'elles soient riches de cette bactérie et qu'elles la disséminent partout. Et si ces deux causes de souillure avaient eu une influence réelle, elle se serait limitée, cette influence, aux parties superficielles des organes, non pas de quelques-uns, mais de tous. Or nous avons trouvé des bâtonnets dans les parties centrales de nos coupes, dans des points ayant manifestement échappé à l'action de l'air au contact de nos mains ; et nous n'en avons trouvé que là où ils avaient des raisons d'être (au foyer des lésions). Il paraîtrait bien extraordinaire que cette topographie bactérienne fût le résultat d'une souillure apportée par l'air ou par nos mains.

β) Dira-t-on que les bâtonnets étaient contenus dans les liquides fixateurs ? que les bactéries déposées par la contamination double dont nous venons de parler ont proliféré et gagné progressivement les couches profondes ? Nous ne sachons pas que le sublimé acétique et le formol soient des milieux de culture et d'habitat pour les microbes, qu'ils y acquièrent une intelligente docilité qui les fait se porter là où on désire les rencontrer et éviter soigneusement les endroits où on n'a que faire de leur présence.

γ) La paraffine, l'eau albumineuse, les colorants, les lames et les lamelles sont certainement sujets à caution. Il faut les examiner, les vérifier et dans certains cas on les trouvera microbiens. Mais quand avec la même paraffine, la même eau albumineuse, les mêmes colorants, des lames et des lamelles prises à la même boîte, on inclut, on colle, on colore et on monte des coupes de myocarde, d'endocarde, de péricarde, de médiastin, de bronche, de poumon, de rate, etc. ; et que, ces mêmes manœuvres répétées un nombre considérable de fois ; on trouve des microbes toujours dans les coupes de myocarde, de péricarde, de médiastin et de bronche ; on ne rencontre jamais de microbes dans les coupes de poumon, de rate, etc.., il nous semble qu'il faut accorder une valeur de premier ordre à cette constance de résultats. Sinon, c'est s'avouer avoir été, pendant des mois et des mois, la victime d'une ironique et tenace fatalité. Au reste quand l'une de ces causes peut être incriminée, on la reconnaît en général assez facilement. Un jour, par inadvertance, nous nous servîmes de l'eau du robinet du laboratoire ; jamais nos préparations ne furent plus riches de microbes ; mais ces microbes avaient une topographie suspecte et leur affluence était telle qu'elle ne cadrait pas avec nos contestations antérieures. Nous reconnûmes bientôt notre cause d'erreur, et dorénavant pour les colorations au bleu de Unna nous n'eûmes plus recours à l'eau, même à l'eau distillée.

Désormais on ne pourra plus accuser nos constatations d'infection agonique, d'infection cadavérique (1) ou d'impureté banale. Il nous reste à préciser un point délicat, mais très important, le plus important : le rôle de nos bactéries chez notre rhumatisant.

Doit-on, chez notre sujet, accorder au bacille d'Achalme-Thiroloix le rôle d'agent générateur des lésions observées, ou faut-il ne voir en lui qu'un agent de symbiose avec le germe invisible et inconnu encore du rhumatisme ? Est-il causal ? Est-ce un agent d'infection secondaire ? Dans l'ordre bactériologique du rhumatisme est-il à la première place ? Occupe-t-il la seconde ?

Ces questions que nous nous posions avec notre excellent maître M. Thiroloix lors de la publication de

1. Signalons ici, en nous excusant de l'avoir oublié en ses lieu et place, un autre argument s'élevant contre le rôle agonique ou cadavérique du bacille d'Achalme: dans un nombre appréciable d'autopsies pratiquées chez des malades morts d'affections diverses, infectieuses ou non, le sang du cœur prélevé au moment de la nécropsie et mis en culture n'a jamais poussé en bacille d'Achalme-Thiroloix.

notre observation à la société médicale des hôpitaux, nous devons les aborder maintenant. Encore que, comme alors, nous estimions que toute réponse ferme à l'une ou l'autre d'entre elles soit impossible, nous essaierons de réunir un certain nombre d'arguments en faveur du bacille d'Achalme-Thiroloix, considéré comme agent spécifique du rhumatisme articulaire aigu. Faisons remarquer que dans l'étude qui va suivre nous n'avons en vue que l'an-hémo-bactérie du rhumatisme articulaire aigu. Ultérieurement nous essaierons d'expliquer la présence de quelques rares diplocoques et diplo-streptocoques observés dans certaines parties des parenchymes de notre malade.

Toutes causes d'infection agonique, cadavérique ou d'impureté vulgaire mises à part, trois opinions courent sur la nature des rapports qui unissent le bacille d'Achalme-Thiroloix, au rhumatisme articulaire aigu. Pour les uns, la bactérie ne joue aucun rôle dans la maladie de Bouillaud; pour d'autres elle y existe à l'état d'agent infectieux secondaire; certains en font le facteur essentiel de la polyarthrite aiguë fébrile.

La première théorie règne en maîtresse à l'étranger : notamment en Allemagne, en Angleterre et en Amérique. La bactérie d'Achalme-Thiroloix n'a pas passé le détroit, elle n'a guère franchi les frontières de notre pays. La presque totalité, pour ne pas dire l'unanimité des auteurs des pays ci-dessus énumérés, dénie tout rôle à ce microbe. Beaucoup, ne l'ayant jamais rencontré au cours de leurs recherches sur le rhumatisme, nient même son existence dans la maladie de Bouillaud. Nous n'in-

sisterons pas sur ces négations commodes, mais peu
scientifiques. Ce n'est pas dans la déclaration de non existence de tel ou tel microbe (diplocoque ou bacille) que se
renferme la solution du problème du rhumatisme. Diplocoque et bacille d'Achalme existent incontestablement chez des rhumatisants. C'est l'étude de leur rôle
pathogène, c'est la connaissance des rapports qui unissent ces deux microorganismes qui donneront la clé de
la question bactériologique de la polyarthrite aiguë fébrile.

Au besoin nous ferions observer à ces auteurs que
leur intransigeante condamnation semble un peu
étrange, attendu que ce diplocoque qu'ils obtiennent
aussi facilement, qu'ils inoculent avec un succès presque
constant, est un microbe assez complexe qui ne se con-
tente pas de provoquer des manifestations articulaires et
des viscéropathies rhumatismales, mais peut donner en
plus (on ne lui en demandait pas autant) un abcès sous-
cutané, une arthrite purulente, une péritonite suppurée.

Bien plus sérieuse est l'opinion qui fait du bacille
d'Achalme-Thiroloix un agent d'infection secondaire,
doublant le diplocoque considéré comme germe spécifique ou s'associant à ce même diplocoque pris également pour un microbe infectieux secondaire. Cette façon de voir pose le problème de la façon suivante : le
rhumatisme articulaire aigu est du à un virus inconnu
qui se double de diplocoque et de bacille d'Achalme ; le
rhumatisme articulaire aigu est dû au diplocoque que
vient compliquer la bactérie rhumatismale. Cette seconde donnée du problème, sera indiquée plus tard

quand nous connaîtrons les deux facteurs (diplocoque et bacille d'Achalme-Thiroloix). Pour l'instant, nous ne développerons que la première partie de cette opinion : virus rhumatismal inconnu et agents infectieux secondaires connus.

Il faut avouer que cette conception s'appuie sur des bases sérieuses : dans toutes les maladies infectieuses, et le rhumatisme articulaire aigu est une maladie sûrement infectieuse, la mise en culture du sang et l'examen des tissus ont souvent montré des microbes d'infection secondaire, des associations microbiennes. A la vérité, chez plusieurs malades atteints de septicémie éberthienne, MM. Garnier et L. G. Simon ont trouvé associés au bacille spécifique d'autres microbes (bacilles perfringens et cocci voisins de l'entérocoque) ; ces septicémies associées n'existaient qu'au moment d'une diarrhée abondante. D'autres auteurs ont confirmé ces faits. Mais dans tous les cas constatés la bactériémie a été toujours discrète, et les agents spécifiques dépassaient de beaucoup comme nombre les microbes associés.

En outre, si, à l'état normal, le sang est amicrobien en raison de la barrière infranchissable, que la muqueuse intestinale oppose aux innombrables bactéries qui habitent le tube digestif ; une effraction de cette barrière, une lésion de la muqueuse digestive ouvre la porte aux microbes ; et le sang de la veine porte peut contenir le perfringens seul ou associé à l'entérocoque... Dans cecas la circulation générale reste indemne.

Enfin les recherches expérimentales de M. le professeur Roger et de M. Garnier ont démontré que la ligature de l'intestin laissait discrètement passer les microbes dans le sang : les anaérobies passaient vers le deuxième jour. Le plus souvent l'examen montrait un perfringens peu virulent. Chose curieuse, l'obstacle enlevé, la bacillémie disparaissait rapidement. En tout cas, au cours de l'occlusion intestinale, ces microbes n'exerçaient qu'une influence minime sur les accidents présentés.

Donc dans toute infection expérimentale à point de départ intestinal, la bactériémie d'infection secondaire est fréquente, mais en général temporaire et sans grande action sur la maladie sur laquelle elle se greffe.

Nous avons insisté sur ces faits parce que la plupart des microbes du rhumatisme articulaire aigu — notamment le bacille d'Achalme-Thiroloix — ont une origine nettement digestive. A ce titre, ils ont une tendance plus grande à passer dans le sang au cours d'une maladie de Bouillaud sévère.

De par sa nature infectieuse, le rhumatisme articulaire aigu peut donc se compliquer d'infection secondaire, dans des proportions impossibles à déterminer. L'origine de son microbe (admettons un instant que l'hypothèse soit devenue une réalité) autorise aussi ce soupçon. Cette bactérie d'Achalme-Thiroloix, mais n'est-ce pas une sorte de perfringens, une adaptation pathogène de ce perfringens, ce microbe intestinal si prompt à faire une bactériémie hépatique et à aller cultiver dans les tissus malades ? N'est-ce pas un germe essentiellement banal qui n'acquiert de propriétés particulières que dans la polyarthrite aiguë fébrile ? Cette banalité coutumière opposée à une spécificité anormale, n'est-ce pas une preuve nouvelle de la théorie infectieuse secondaire ?

Il y a plus ; les conditions d'apparition du bacille d'Achalme-Thiroloix, les rhumatismes dans lesquels on le rencontre plaident en faveur de son rôle d'agent infectieux accidentel. « Le bacille d'Achalme, disent MM. Triboulet et Cayon, se rencontre rarement, exceptionnellement chez le vivant, et il se trouve par contre à l'autopsie des formes prolongées ou foudroyantes dans lesquelles la poly-infection est fréquente... C'est un germe infectieux secondaire n'appartenant qu'aux formes graves, aux cas compliqués. » Quand on le trouve dans ces rhumatismes sévères, on le voit souvent associé à des diplocoques, à des streptocoque, à des staphylocoques. « Sa tendance, dit Achalme, c'est de s'associer facilement à d'autres microbes, c'est de favoriser leur pénétration dans l'économie. Quelle que soit la pureté de la culture inoculée, on le retrouve souvent associé à des cocci dans la sérosité du cobaye, même prélevée avant la mort ; et les associations sont d'autant plus fréquentes que la maladie est plus ancienne. Il semble que le microbe pur au début ouvre la porte aux microbes d'infection secondaire qui peuvent ensuite persister seuls au déclin de la maladie. » Cette association aux microbes d'infection secondaire dans des cas graves ou compliqués, n'est-ce pas une preuve de la non valeur du bacille d'Achalme dans le rhumatisme articulaire aigu ?

Voilà, ce semble, un faisceau d'arguments dont la solidité doit entraîner la conviction. Cette solidité n'est pas inattaquable.

De ce qu'une maladie infectieuse s'accompagne souvent d'une infection secondaire, s'en suit-il que toutes les constatations bactériologiques faites pendant l'évolution de la maladie soient de nature secondaire ? Ne peut-on reconnaître la part du microbe spécifique d'avec les lésions produites par les facteurs secondaires ? Si dans certains cas. Quand au bacille d'Éberth s'associe le staphylocoque, ce staphylocoque donne des altérations qui ne rappellent en rien les lésions typhiques : on dit qu'il y a complication parce qu'il se passe quelque chose qu'il n'est pas habituel de voir dans le processus éberthien. Ce staphylocoque pourra être recueilli, cultivé et inoculé : il ne déterminera pas de lésions typhiques.. Quand le perfringens s'unit à l'Éberth, il passe dans la circulation hépatique à la faveur des lésions intestinales, il y détermine vraisemblablement des lésions propres que nous ne connaissons pas parce que cette infection secondaire est dicrète et fugace. Quand, grâce à une perforation produite par l'Éberth, les microbes intestinaux se déversent dans la grande cavité péritonéale ; ils y provoquent une maladie que nous appelons péritonite typhique mais qui ne relève pas dans son essence du processus typhique. Donc infection secondaire et infection primitive sont dissemblables ; elles ne s'identifient pas ; elles se superposent. Chacune évolue suivant ses propres moyens, sauf à donner à sa voisine ou à en recevoir une aide plus ou moins efficace.

Lorsqu'un microbe a été trouvé dans les lésions fondamentales d'une maladie ; lorsque, inoculé, il a fait naître chez des animaux les désordres cardinaux de de cette même maladie ; alors même que ce microbe soit rarement constaté, que les expériences positives se comptent facilement, nous ne croyons pas qu'on ait le droit de dire que ce microorganisme est fonction d'infection secondaire ; ses lésions quand elles existent, ne se superposent pas, mais s'identifient aux lésions dites primitives. L'infection première et l'infection secondaire sont dans ce cas non dissociables. Cette rareté de résultats positifs n'est pas la condamnation du rôle pathogène du bacille d'Achalme. Un fait bien observé et une expérience bien conduite et bien réussie ont plus de valeur que toute la foule des faits et des expériences négatifs.

Le bacille d'Achalme-Thiroloix nous est mal connu ; sa culture, comme celle de tous les anaérobies, est délicate, difficile ; les ressources offertes à l'étude par le rhumatisme sont pauvres au point de vue bactériologique. Il faudrait pouvoir trépaner le tibia dès que le rhumatisme touche l'articulation tibio-tarsienne ; il faudrait enlever une amygdale dès le premier jour d'une angine rhumatismale. Toutes ces conditions sont impossibles. L'expérimentation montre que le bacille fourmille dans la moelle osseuse des extrémités articulaires, qu'il y reste peu de temps ; et le peu que nous a appris la bactériologie au sujet du bacille d'Achalme-Thiroloix nous le dépeint comme un agent de septi-

cémie intermittente, agissant par à-coup, demeurant peu
là où il frappe (1).

Ce n'est donc pas la nature infectieuse du rhumatisme
qui s'oppose à ce que la bactérie anaérobie joue dans
cette maladie un rôle pathogène spécifique.

Ce n'est pas non plus parce qu'elle dérive du perfringens que cette bactérie doit se voir condamnée à ne
jamais posséder une activité spécifique. Encore qu'é-
troitement apparentée au perfringens, elle s'en distingue cependant par son chimisme moindre, par sa spo-
rulation un peu différente, par ses cultures non fétides
par son attaque bien moindre des fragments de blanc
d'œuf rapidement digérés par le perfringens.

Le perfringens, inoculé, cause des lésions variées ; c'est
un microbe bon à tout faire. Le bacille d'Achalme-
Thiroloix expérimentalement, ne provoque rien, on
détermine une septicémie sans tendance suppurative,

1. Dans un article tout récent, paru dans la *Presse Médicale*
du 4 mars 1911, M. Gouget traite de la ponction exploratrice
de la moelle osseuse. Il dit qu'un auteur italien, Ghedini, pra-
tique, grâce à un procédé facilement réalisable, la biopsie de la
moelle osseuse. Nous ne ferons que souligner l'apparition de
cette méthode. Si elle est d'application aisée, comme le dit son
auteur, elle est appelée à avoir une importance primordiale,
dans le rhumatisme articulaire aigu. Elle permettra de vérifier
l'exactitude des faits d'expérimentation que nous rapportons et
qui montrent la bactérie du rhumatisme dans cette moelle osseuse
des os qui forment l'articulation envahie.

Convaincu que nous sommes que la polyarthrite est une *médullite osseuse* pour employer l'expression de notre maître,
M. Thiroloix, nous attendons de cette méthode des résultats
décisifs pour le problème qui nous intéresse.

on fait naître une arthrite ou une viscéropathie, dont la signature s'identifie à celle rencontrée chez l'homme.

Le perfringens s'associe volontiers à d'autres microbes mais discrètement . Le bacille d'Achalme-Thiroloix n'est pas un microbe d'agonie où pourtant les infections secondaires ont souvent un terrain éminemment favorable.

Il ne faut pas non plus faire un grief au bacille du rhumatisme de dériver d'un germe banal. Il n'y a rien de plus banal que le streptocoque ; ne fait-il pas cependant l'érysipèle ? On nous dira que chaque érysipèle porte le streptocoque, tandis que chaque rhumatisme n'app orte pas le bacille d'Achalme-Thiroloix. Sans doute ; mais cela tient à ce que nous ne connaissons pas le siège du bacille d'Achalme-Thiroloix et son évolution biologique dans l'organisme humain. Il n'est pas, dans le liquide articulaire ou du moins nous ne savons pas l'y trouver. Cela veut-il dire qu'il n'existe pas à un moment donné dans les arthrites ? M. Thiroloix, dans l'arthrite du porc, a trouvé la moelle osseuse des os entrant en contact remplie de bacilles. Nous-même chez le singe, comme nous l'allons voir, avons observé que la moelle osseuse de l'extrémité inférieure, de l'humérus fourmillait de bâtonnets d'Achalme-Thiroloix. Dans un cas de congestion pulmonaire rhumatismale, la moelle osseuse costale contenait une quantité de bacilles. C'est grâce à l'étude de cette moelle osseuse, rendue peut-être possible par le trépan nouvellement inventé, que s'accumuleront les faits positifs. Comme notre excellent maître M. Thiroloix, nous

avons la conviction que la moelle osseuse est un habitat électif pour la bactérie rhumatismale.

Tout cela constitue des faits épars, intéressants mais
non susceptibles de déductions générales. Aussi bien ne
conclurons-nous pas d'un seul fait observé. Nous disons
seulement aux adversaires du bacille rhumatismal
qu'ils n'ont pas plus de droits de décréter notre bâtonnet d'infection secondaire que nous n'en avons à dire
que le diplocoque est un germe sans importance.

Et le fait d'observer la bactérie dans les rhumatismes
sévères ne lui enlève en rien de sa valeur, si elle en a.
D'abord le bacille a été trouvé dans les cas les plus
simples, les moins compliqués, les plus bénins. Ensuite,
elle a reproduit les formes bénignes et les formes graves du rhumatisme chez les animaux.

Donc rien, ni dans la nature infectieuse du rhumatisme, ni dans l'origine de la bactérie rhumatismale, ni
dans les circonstances où on la trouve, ne s'oppose à
ce qu'elle joue un rôle pathogène et qu'elle passe du
contenu intestinal dans l'économie au titre de facteur
principal et non comme germe secondaire.

Disons même que si l'Achalme-Thiroloix et le diplocoque — bien entendu staphylocoque et streptocoque éli-
minés comme étant manifestement des agents d'infection secondaire — sont des germes de deuxième ordre
(nous ne reconnaissons pas au diplocoque plus de droits
qu'à l'Achalme), le problème de la maladie de Bouillaud
se pose de la façon suivante : dans les cas (ils sont de
beaucoup les plus nombreux) où l'examen démontre
l'absence de tout microbe, on doit admettre que seul

existe le virus rhumatismal hypothétique et inconnu ; dans les cas où une lésion cardinale du rhumatisme fait voir le diplocoque et le bacille Achalme, ces deux microorganismes ne s'y trouvent qu'associés au virus rhumatismal. Quand ces mêmes microbes isolés et cultivés, puis injectés à l'animal, provoquent une arthrite ou des viscéropathies rhumatismales, ils ne jouent dans toutes ces manœuvres qu'un rôle secondaire. En même temps qu'eux a été isolée et cultivée, injectée, la cause inconnue du rhumatisme. Autrement dit, partout et toujours, l'agent du rhumatisme s'associe intimement, de façon indissoluble, au bacille d'Achalme-Thiroloix et au diplocoque ; il est dans la coulisse ; eux sont sur la scène.

Cette conception, que nécessite la théorie de l'infection secondaire, cadre peu avec ce que nous voyons. Dans la scarlatine, le streptocoque ne s'identifie pas ainsi au virus scarlatin ; il ne reproduit pas la maladie, comme le fait le diplocoque ou l'Achalme-Thiroloix.

Nous ne nions pas l'existence d'infections secondaires dans la polyarthrite aiguë fébrile ; le bacille d'Achalme-Thiroloix ouvre volontiers les portes à cette infection secondaire ; mais précisément cette infection secondaire, communément représentée par le staphylocoque et le streptocoque, a été différenciée par les auteurs. Ce n'est pas parce que ces deux derniers microbes ont reproduit des manifestations articulaires et de la fièvre qu'on doit les considérer comme agents spécifiques : nous avons vu plus haut la banalité de ce syndrome arthro-fébrile et son impuissance à individualiser le rhumatisme articulaire aigu.

En théorie l'an-hémo-bactérie du rhumatisme n'a rien qui l'empêche d'être un agent spécifique. C'est le moment de confronter cette théorie avec le cas qui nous occupe.

Pendant la première moitié de sa maladie, notre sujet n'avait pas présenté de troubles intestinaux appréciables. Ce n'est assurément pas une raison pour écarter l'infection secondaire. Tout de même, les septicémies expérimentales où le perfringens est apparu tardivement s'accompagneraient de troubles intestinaux notables ; et il ne s'agissait que du perfringens, non du bacille d'Achalme-Thiroloix. La topographie du microbe observé seulement au niveau des organes thoraciques et du rein gauche ne cadre pas avec une infection secondaire intestinale.

On nous dira que le microbe s'est répandu dans les organes déjà malades : c'est possible, mais l'infection secondaire n'obéit pas ainsi à l'infection primitive.

Plus tard lorsqu'une diarrhée abondante est survenue chez le malade, la constatation du bacille avait été déjà faite.

La présence de la bactérie sur la muqueuse aérienne éveille l'idée d'une infection secondaire d'origine exogène. En ce cas, comment se peut-il que cette infection soit restée localisée aux seules viscéropathies rhumatismales ? Pourquoi, à deux reprises, le milieu sanguin du malade a-t-il été constaté stérile ? A l'autopsie, les organes thoraciques étaient riches en microbes ; leurs vaisseaux n'en contenaient pas. La réfutation de cette objection, mais elle tient dans ce fait que l'appareil pulmonaire avait gardé son intégrité, constatation déjà signalée par MM. Triboulet et Coyon qui ont observé chez un rhumatisant une expectoration albumineuse typique avec bacille d'Achalme-Thiroloix et diplo-streptocoqué.

Somme toute, chez notre sujet, il y a toutes raisons de supposer que les éléments microbiens observés agissaient comme générateurs des lésions. Rien ne montre les caractères d'une infection secondaire, d'autant que nous allons retrouver ces mêmes facteurs dans l'arthrite que nous avons provoquée chez le singe et qu'il nous paraît impossible d'attribuer à une infection secondaire.

PARTIE EXPÉRIMENTALE

Avant de décrire l'arthrite de notre jeune singe cy-nocéphale, nous devons faire observer que cet animal avait déjà servi de sujet d'expériences.

Le 19 novembre 1908, il avait reçu dans la plèvre une injection de 25 centimètres cubes de liquide articulaire de rhumatisant. Nous ne déterminâmes aucune réaction locale ou générale apparent. Ce fait a un intérêt parti-culier, car ce rhumatisant, à la suite de son arthrite du genou, eut une adénite inguinale, un bubon. Lequel bubon, enlevé par un de nos collègues chirurgiens, montra à l'étude des coupes le bacille d'Achalme-Thiro-loix. (L'observation a été publiée à la Société médicale des hôpitaux de Paris, séance du 12 février 1909.)

Le 15 janvier, ce même cynocéphale reçoit dans l'œil droit une petite quantité de liquide retiré du genou droit d'un malade atteint d'arthrite gonococcique. Il ne paraît aucune réaction.

On nous concédera que ces expériences n'ont exercé aucune influence sur l'arthrite que nous avons fait naî-tre ; nous avons tenu à les mentionner pour être con-forme à la vérité.

Le 4 février 1909, on recueille, ainsi que nous l'avons dit, un crachat de notre malade ; on le délaye dans de l'eau stérilisée salée ; on injecte dans la plèvre droite du singe environ deux centimètres cubes de ce mélange.

Pendant les trois jours suivants, le singe n'offre rien d'anormal ; il mange comme d'habitude, il va et vient dans le laboratoire.

Le 8 février, il semble souffrir de son avant-bras droit ; il refuse de prendre une orange avec sa main droite ; il avance toujours la main gauche.

Le 9 février, il paraît nettement que le coude droit est malade ; le singe se refuse à marcher sur sa main droite ; il tient son avant-bras à angle droit sur le bras et le soutient avec la main opposée ; la région du coude droit est augmentée de volume, elle est chaude à la palpation, qui fait nettement souffrir l'animal... Le singe est mis à mort aussitôt (1).

Sous la peau détachée, à la partie postérieure de l'avant-bras, on voit un œdème gélatineux considérable. Cette suffusion œdémateuse, claire, jaune blanc, s'étend

1. Nous avons regretté d'avoir ainsi sacrifié le singe dès le début des accidents. Nous aurions dû faire appel à la bienveillance d'un chirurgien qui aurait pratiqué l'amputation du bras. Peut-être aurions-nous vu l'infection suivre son cours, se généraliser et faire des viscéropathies. Nous avions cependant une excuse ; connaissant la fugacité de certaines arthrites, nous avons voulu saisir le microbe *in situ* dès son apparition et surtout contrôler et corroborer des expériences de notre maître au sujet de la polyarthrite aiguë du porc. Ici, comme chez le porc, suivant ce que M. Thiroloix avait trouvé et annoncé, la *moelle osseuse était l'habitat du bacille.*

à toutes les masses musculaires de l'articulation malade. La synoviale articulaire est distendue par un liquide louche, riche en polynucléaires ; le cartilage est à peine enflammé ; la synoviale elle-même, dans le cul-de-sac sus-olécrânien semble œdématiée et infiltrée.

La plèvre droite, où a été faite l'injection, ne montre qu'une petite bride au point de la piqûre. Le poumon droit à son sommet, contient un tubercule gros comme un pois et une adénopathie caséifiée du médiastin. L'examen au Ziehl des frottis de ces ganglions fait paraître du bacille de Koch en assez grande abondance... (aussi avons-nous recherché avec soin dans les crachats de notre malade pour voir s'ils contenaient du bacille de Koch : nous n'y en avons jamais vu, pas plus du reste dans la rate au niveau des nodules de splénite infectieuse). En présence de ces correctifs à l'adénopathie tuberculeuse du singe, nous ne croyons pas qu'on puisse venir nous dire qu'il s'agissait d'arthrite tuberculeuse. Les constatations *in situ* sauraient vite démolir ce diagnostic.

Ce fait montre qu'on peut être tuberculeux et rhumatisant articulaire aigu.

L'examen du cœur ne révèle aucune lésion ; de même le foie, la rate, les reins et tous les autres organes ont une apparence saine.

Recherches de laboratoire:

1) *Étude de liquide d'œdème sous-cutané et musculaire.* — Avec ce liquide, on ensemence trois tubes : deux viande-lanoline ; un blanc d'œuf-lanoline (par conséquent cultures anaérobies).

Les deux tubes viande-lanoline poussent l'un fortement et l'autre faiblement. L'examen y montre des bâtonnets gros, trapus, prenant le Gram, rappelant morphologiquement le bacille d'Achalme-Thiroloix. On s'assure de l'identité de ces microbes en inoculant du liquide du tube ayant fortement poussé sous la peau du ventre d'un cobaye, à la dose de deux centimètres cubes. Le cobaye fait un œdème volumineux de la paroi ; on le sacrifie et on retrouve ce même bâtonnet pur.

Le tube eau blanc d'œuf-lanoline contient à l'examen direct une foule de bâtonnets entourés d'un halo, auxquels se mèlent quelques éléments strepto-bacillaires.

2) *Étude du liquide articulaire du coude.* — A l'examen direct, on trouve des bâtonnets, de rares diplocoques et quelques chaînettes de trois ou quatre éléments. (Rappelons que le mucus aérien de notre malade contenait sur les coupes d'autopsie quelques diplocoques ; jamais cependant nous n'avons trouvé chez notre sujet de chaînettes de plus de trois ou quatre éléments ; cela peut expliquer les constatations tirées du liquide articulaire.)

Ce liquide, retiré par ponction aseptique, est aussi ensemencé sur un tube eau-blanc d'œuf-lanoline ; on en recueille enfin dans deux pipettes qui sont fermées au Bunsen et portées à l'étuve.

L'ensemencement du tube eau-blanc d'œuf-lanoline est resté négatif.

Les deux pipettes, après avoir été laissées à l'étuve pendant six heures, ont été ensemencées sur quatre tu-

bes de lait-lanoline : un seul de ces tubes a poussé...
et on y trouve, pur, le bacille d'Achalme-Thiroloix.

De ce tube, on extrait deux centimètres cubes de liquide qu'on fait passer dans la veine de l'oreille d'un
lapin ; l'injection détermine subitement une dyspnée
vive, mais le lapin se rétablit et broute ; il meurt deux
jours après, et on note une réaction œdémateuse nota-
ble de l'oreille, l'intégrité du système articulaire, une
trace ecchymotique le long de la cloison interventri-
culaire antérieure. Le sang du ventricule gauche pousse
en bacilles d'Achalme-Thiroloix.

Le reste du même tube est réparti sur deux tubes lait-
lanoline, quatre tubes d'eau-blanc d'œuf-lanoline et un
ballon de gélose profonde... partout nous constatons
la prolifération et la présence du bacille.

En résumé, l'arthrite du singe était due au bacille
d'Achalme ; si nous avns trouvé quelques rares diplocoques dans le liquide articulaire, il n'y en avait que
là. Toutes nos cultures — liquide synovial, liquide œdémateux — ont poussé en Achalme-Thiroloix.

3) *Étude des extrémités osseuses de l'articulation du
coude.* — Nous avons seulement étudié l'extrémité hu-
mérale. Prenant avec une lancette flambée la moelle de
la partie juxta-articulaire, nous l'avons répartie sur des
lames. Ainsi que la figure le montre, il y a dans cette
moelle une injection massive de bacilles d'Achalme-Thiroloix... Les constatations médiastinales n'approchent
que de loin la moelle osseuse, sous le rapport de la richesse microbienne. Soulignons encore cette constatation, cette *médullite osseuse* ou cette *épiphysite osseuse*

bactérienne. C'est là qu'est le cœur de la question ; c'est l'examen de la moelle osseuse juxta-articulaire qui fournira mieux que l'hémoculture et que l'ensemencement du liquide articulaire, la solution bactériologique du rhumatisme articulaire aigu (fig. 6).

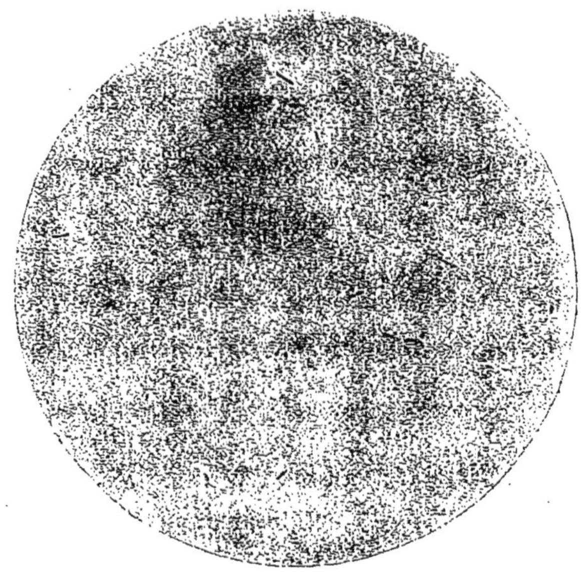

Fig. 6. — Moelle osseuse. (Cette figure ne donne nullement l'idée de la richesse microbienne de la moelle osseuse). Col. : Gram. Gros. 1200/1.

Nos constatations bactériologiques terminées se résument ainsi qu'il suit : chez le malade, présence dans les lésions récentes, surtout au sein des foyers séro-hémorragiques, d'un bâtonnet ; association à ce bâtonnet dans des points précis (mucus gommeux, aérien, parties superficielles du péricarde) d'éléments de formes différentes (diplobacille, diplostreptocoque, diplocoque). Ces derniers étaient en nombre infime par rapport à l'ensemble des bâtonnets.

Chez le singe, hormis quelques rares formes diplococciques vues à l'examen direct du liquide articulaire et
non retrouvées à la culture, présence de bâtonnets dans
les parties malades de l'articulation à l'examen direct
et par l'ensemencement. Signalons encore la richesse
toute particulière en bacilles de la moelle osseuse de
l'extrémité inférieure de l'humérus.

Nous ne croyons pas qu'on puisse faire jouer un rôle
primordial à ces diplocoques épars ; ils ne se voyaient
pas dans les lésions récentes du médiastin ; à coup sûr
ils n'ont pas déterminé l'arthrite expérimentale.

Ils existaient cependant à côté du bâtonnet. Déjà
cette association bacillaire et diplococcique avait été
souvent signalée par les partisans du diplocoque et par
ceux du bacille rhumatismal. Tour à tour, suivant les
opinions des observateurs, l'un ou l'autre avait été
honoré du rôle principal ou du rôle secondaire. Nous
ne reprendrons pas cette discussion ; nous ne recherche-
rons pas si ces formes diplococciques étaient les éma-
nations des bâtonnets, si elles évoluaient indépendam-
ment. Notre rôle, plus modeste, se borne à apporter
des constatations, à dégager des faits observés les causes d'erreur qui ont pu les entourer.

Nous croyons toutefois devoir dire quelques mots
en finissant, au sujet du diplocoque et du bacille d'A-
chalme-Thiroloix.

Le diplocoque, signalé d'abord en France par
MM. Triboulet et Coyon, est plus connu en Allemagne
sous le nom de diplocoque de Wasermann. Il jouit
d'une grande faveur à l'étranger. Il a été trouvé dans

les liquides et les humeurs des rhumatisants. En injections, il a volontiers déterminé un syndrome arthofébrile et des complications cardiaques. Entre les mains de certains expérimentateurs, il a même donné un abcès sous-cutané, une péritonite, une arthrite purulente. Dans les conditions habituelles, il n'est pas pyogène.

Anaérobie facultatif, il est plus volontiers aérobie. On ne l'a pas différencié nettement : en Italie, on en fait aisément un microbe identique au diplocoque de Talamon-Frænkel : d'autres le rattachent à la classe des stpretocoques ; Predtechensky dit que son diplocoque n'est pas celui de Wasermann et de Triboulet-Coyon : certains le rattachent à l'entérocoque, microbe banal, susceptible d'être partout rencontré, essentiellement polymorphe, pouvant se montrer sous l'aspect d'une bactérie comme sous la forme d'un coccus, capable enfin de donner des pseudo-rhumatismes infectieux suppurés.

Polymorphe, le diplocoque l'est également à un haut degré ; mais classiquement il n'évolue qu'autour du type diplococco-bacillaire.

En somme, c'est un microbe essentiellement polymorphe, mal individualisé, très irrégulier dans les cultures, par conséquent prêtant le flanc à la discussion. C'est un germe banal qui ne devient spécifique que dans la maladie de Bouillaud.

C'est également un germe banal que le bacille d'Achalme-Thiroloix. Il ne devient spécifique que dans le rhumatisme. Il dérive du perfringens.

Signalé pour la première fois par Achalme en 1891 il

a été surtout étudié en France (Achalme-Thiroloix-Rosenthal-Carrière.). A l'étranger, il a été observé en Russie par Savlchenko et Melkich.

Comme le diplocoque, on l'a trouvé dans tous les liquides et dans les tissus des rhumatisants. Il a déterminé tous les phénomènes cardinaux de la maladie de Bouillaud ; l'expérimentation ne l'a jamais vu produire de suppuration ; *elle l'a trouvé dans la moelle osseuse des os formant l'articulation envahie.*

Sa toxine a une affinité toute spéciale pour l'appareil cardio-vasculaire.

Ce bâtonnet est un anaérobie strict ; mais on peut l'aérobiser ; alors il change volontiers de forme et de caractère et il devient inoffensif. Il est polymorphe : sur des cultures initialement pures on ne tarde pas à noter l'apparition de cocci et de diplocoques. Ces formes nouvelles ont tous les caractères de l'entérocoque et peuvent faire retour à la forme bactérienne.

De ce qu'on sait de lui *in-vivo*, on peut dire qu'il ne reste dans les lésions que pendant la phase œdémateuse, qu'il disparaît dès que commence la prolifération cicatricielle. On ignore son habitat dans les manifestations circulaires où il n'est pas dans le liquide. (Se cache-t-il dans la moelle osseuse ?)

Bacille anaérobie, peuvent s'aérobiser et donnant alors naissance à un entérocoque (rappelons qu'entérocoque pour certains égale diplocoque), bien différencié, non pyogène, ayant une toxine élective pour l'appareil cardio-vasculaire, tel est actuellement le bacille d'Achalme-Thiroloix.

L'histoire bactériologique du rhumatisme articulaire aigu est encore à faire. De nombreux travaux ont été publiés sur la question. Il n'en est pas un de qui l'on puisse dire qu'il a solutionné le problème. La question est encore à l'étude.

Nous avons observé un malade jeune atteint de rhumatisme articulaire aigu. Cet homme est mort dans une syncope, en pleine période fébrile, sans aggravation préalable de son état. L'autopsie est pratiquée dans des conditions idéales au point de vue bactériologique. Dans le médiastin surtout, dans le péricarde, dans les bronches, dans le myocarde, enfin en un point du rein ; au niveau des foyers séro-hémorragiques et jamais dans des lésions en voie de prolifération cicatricielle, nous avons observé un bâtonnet dont les caractères étaient ceux du bacille d'Achalme-Thiroloix. Il n'y avait pas été apporté par une infection agonique ou par une infection cadavérique ; ce n'était pas une banale impureté ; sa topographie ne permettait pas d'accepter une infection secondaire venue par voie intestinale ou par voie aérienne.

Ce même bâtonnet, obtenu avec certains produits du malade vivant et inoculé au singe, a déterminé chez cet animal une arthrite du coude droit ; dans la moelle osseuse de l'extrémité inférieure de l'humérus droit,

nous avons constaté une quantité incroyable de bâtonnets de même nature que ceux observés déjà.

Tels sont les faits que nous apportons. Nous les
livrons sans appréciations, sans commentaires.

BIBLIOGRAPHIE

ACHALME. — Société de Biologie, 25 juillet 1891.
— Annales de l'Institut Pasteur, décembre 1897.
— Société de Biologie, 13 mars 1897.
— Archives de Médecine expérimentale, 1898.
— Annales de l'Institut Pasteur, 1902.

APERT. — Société de Biologie, 29 janvier 1898.

BARBIER. — Gazette hebdomadaire de médecine et de chirurgie, 1893.

BEATTIE. — Journal of. expérimen. medic., 4 mars 1907.
— British medical. Journal, 3 décembre 1904.
— Journal of medic. research., 2 janvier 1906.

BORDAS. — Médecine moderne, 21 mai 1890.

CADE ET JAMBON. — Société médicale des hôpitaux de Lyon, 23 juin 1905.

CARRIÈRE. — Presse médicale, 1896.
— Société de Biologie, 9 juillet 1898.
— Archives de médecine expérimentale, 1901.

CARRIÈRE ET BERTIN. — Société de Biologie, 30 juillet 1898.

CHANTEMESSE. — Caisse des recherches scientiques, 1910.

CHARRIN. — Société de Biologie, 3 mars 1900.

M. COLE. — New-York, med. Journal, 1906 (13 mars).

CONSOLI. — Gaz. internat. di. medische, 20 février 1910.

CONNER. — Rewiew of. the bacteriology of. acute articular rheumat. J. Am. m. ass. Chicago, 1907.

CRAC (DE BALTIMORE). — Association américaine médicale, 1908.

ELIACHE (Mme). — Médecine moderne, 1898.

FULCI. — Lo sperimentale, mai, juin 1908.

GANDY ET BORNAIT-LEGUEULE. — Société médicale des hôpitaux, 28 octobre 1905.

HENRY. — Congrès français de médecine, 25-27 septembre 1905.

JOFFÉ (Mlle). — Thèse de Paris, 1908.

JOSUÉ ET SALOMON. — Société médicale des hôpitaux, 16 octobre 1903.

LEREDDE. — Archives générales de médecine, 1896.

LUCATELLO. — V^e congrès de la Société italienne de médecine interne, 25-28 octobre 1892.

MÉNÉTRIER. — Société médicale des hôpitaux, 12 juillet 1901.

MAGAIGNE ET BALLET (V.). — Médecine moderne, 16 décembre 1896.

MÉNÉTRIER ET BOUCHAUD. — Société médicale des hôpitaux, 18 mai 1906.

MÉNÉTRIER ET RUBENS-DUVAL. — Société médicale des hôpitaux, 1ᵒ février 1906.

MEYER (F). — Deutsche, medecin. Wochenschrift, 1906, n° 6, p. 81.

— Zeitschrift für Klinische Medicis, 1902.

OPPENHEIM ET LIPPMANN. — Société de biologie, 3 mars 1900.

PETIT. — Thèse de Paris, 1898.

POYNTOWN ET A. PAINE. — The Lancet, 22 et 29 novembre 1900.

— Société de pathologie de Lourdes, 1901-1902.

PIC ET LESIEUR. — Journal de physiologie et pathologie générales, 15 septembre 1899.

RÉNON. — Société médicale des hôpitaux, 17 février 1899.

ROSENTHAL (G.). — Société de biologie, 17 janvier 1903 ; 7 novembre 1903 ; 19 mai 1906 ; 26 mai 1906 ; 7 juillet 1906 ; 28 juillet 1906 ; 27 octobre 1906 ; 17 novembre 1906 ; 1er juin 1907 ; 8 juin 1907 ; 30 novembre 1907 ; 5 décembre 1908 ; 19 juin 1909 ; 22 janvier 1910 ; 2 juillet 1910.

— Société de l'Internat, 22 novembre 1906 ; 26 juillet 1908 ; 26 juillet 1909.

—   Revue de médecine, 1902.

—   Archives générales de Médecine, août 1909.

Rosenthal (G.) et Chazarain-Wetzel. — Société de Biolo-
logie, 3 juillet 1909.

Rosenthal et Joffé (M{}^{lle}). — Société médicale des hôpitaux,
15 mai 1908 ; 20 mars 1908.

Rosenthal et Marcorelles. — Société de l'Internat, 30 avril
1908.

Singer. — Wies. medec. Wochenschrift, 20 juin 1895.

Souques et Castaigne. — Société médicale des hôpitaux,
9 iuin 1899.

Szczawinska (M{}^{lle}). — Société de Biologie, 2 juillet 1910.

Thiroloix. — Société de Biologie, 13 mars 1897 ; 9 octobre
1897 ; 6 novembre 1897.

—   Société médicale des hôpitaux, 1897 ; 15 novembre
1907 ; 24 juillet 1908.

—   Société de l'Internat, 23 janvier 1908.

Thiroloix et Debertrand. — Société médicale des hôpitaux,
12 février 1909 ; 28 mai 1909.

Thiroloix et Rosenthal. — Société médicale des hôpitaux,
19 juillet 1907

—   Société médicale des hôpitaux ; 4-26 juillet 1907.

—   Société médicale des hôpitaux, 11 octobre 1907.

Thiroloix et Rosenthal. — Société de Biologie, 9 janvier 1909.

Thiroloix et Saiget. — Société médicale des hôpitaux, 17 juillet 1908.

Thiroloix et Stévenin. — Société médicale des hôpitaux,
27 mars 1908.

Thiercelin. — Société de Biologie, 15 avril 1899 ; 24 juin 1899.

Thiercelin et Jouhaud. — Société de Biologie, 30 mai ; 13
et 20 juin 1899.

Thiercelin. — Société de Biologie, 10 janvier 1903.

Triboulet. — Revue de Médecine, 1892.

Triboulet. — Revue générale de la Gazette des hôpitaux, 1902.

Triboulet. — XIII{}^{e} Congrès international de médecine,
Paris, 1900.

Triboulet et Coyon. — Société de Biologie, 20 novembre, 1897.

—   Le rhumatisme articulaire aigu en bactériologie, 1900

—   Société médicale des hôpitaux, 28 janvier 1898.

—   Société médicale des hôpitaux, 16 mars 1900.

TRIBOULET ET SILBERT. — Société médicale des hôpitaux, 19 juillet 1907 ; 8 novembre 1907.

WALKER ET REŸFFEL. — British. med. journal, 19 septembre 1903.

WASERMANN. — Berliner Klinik Wochenschrift, 1899.

WEISS. — Centrelblatt. für médic., 25 avril 1896.

WIDAL ET SICARD. — 3ᵉ congrès de médecine interne, Nancy, 6-12 août 1896.

VEILLON ET ZUBER. — Société de Biologie, 1897.

VENITEO. — Il policlinico, mars 1909.